ダイジェスト版

生活習慣病骨折リスクに関する診療ガイド 2019年版

編 集

日本骨粗鬆症学会 生活習慣病における骨折リスク評価委員会

委員長　杉本利嗣

JN120006

一般社団法人 日本骨粗鬆症学会

COI（利益相反）の確認について
本委員会の委員および執筆者は日本骨粗鬆症学会のCOI申請規約に沿って，利益相反状況を
日本骨粗鬆症学会に申告している。

はじめに

　2009 年，生活習慣病に続発・併存する骨粗鬆症の存在や骨折リスクについての社会的認知度の向上と，生活習慣病における骨折リスクの評価と骨の健康維持の推進を目的に，日本骨粗鬆症学会は「生活習慣病における骨折リスク評価委員会」を発足し，2011 年には『生活習慣病骨折リスクに関する診療ガイド』を発表した。同診療ガイドは，それまで認知されていなかった，2 型糖尿病，慢性腎臓病（CKD）をはじめとする生活習慣病の骨折リスク評価の重要性の周知に大きな役割を果たした。

　その後発表された『骨粗鬆症の予防と治療ガイドライン 2015 年版』では，生活習慣病関連骨粗鬆症は続発性骨粗鬆症の代表例と位置づけられ，2 型糖尿病における薬物治療開始基準の試案が示され，骨と他臓器の臓器相関についても取り上げられた。

　今日に至るまで，さまざまなエビデンスが集積しており，慢性閉塞性肺疾患（COPD）で骨折リスクが高まることや，生活習慣病治療薬と骨折リスクの関連性も注目されてきている。さらに，TBS，HSA，HR-pQCT などの構造特性評価法や，骨代謝関連マーカーの測定法など新たな骨強度評価法の開発も急ピッチで進められてきている。

　こうした背景のもと，生活習慣病関連骨粗鬆症の診断・治療の現状評価と，疑問点・課題を踏まえ，日常診療に役立つ最新の情報提供を行う必要があると考え，2019 年 9 月に『生活習慣病骨折リスクに関する診療ガイド 2019 年版』が作成された。本ダイジェスト版は，その内容をコンパクトにまとめたものであり，医師とメディカルスタッフのみなさんに手軽に利用していただきたいと望むものである。本書が，生活習慣病を合併している骨粗鬆症患者を診療していくうえでの参考となれば幸いである。

日本骨粗鬆症学会　生活習慣病における骨折リスク評価委員会委員長
杉本　利嗣

主要略語一覧表

略語	欧文	名称，語句
25(OH) D	25-hydroxyvitamin D	25-ヒドロキシビタミン D
ADL	activities of daily living	日常生活動作
AGEs	advanced glycation end products	終末糖化産物
BMI	body mass index	体格指数
CKD	chronic kidney disease	慢性腎臓病
COPD	chronic obstructive pulmonary disease	慢性閉塞性肺疾患
CT	computed tomography	コンピューター断層撮影法
DXA	dual energy X-ray absorptiometry	二重エネルギー X 線吸収測定法
eGFR	estimated glomerular filtration rate	推算糸球体濾過量
eGFRcys	estimated serum cystatin C-based GFR	血清シスタチン C に基づく推算糸球体濾過量
FGF	fibroblast growth factor	線維芽細胞増殖因子
FRAX®	Fracture Risk Assessment Tool	WHO 骨折リスク評価ツール
GFR	glomerular filtration rate	糸球体濾過量
HR-pQCT	high resolution peripheral quantitative computed tomography	高解像度末梢骨定量的コンピューター断層撮影法
HSA	hip structure analysis	大腿骨近位部構造解析
IGF	insulin-like growth factor	インスリン様成長因子
IL	interleukin	インターロイキン
LRP	low-density lipoprotein receptor-related protein	低比重リポタンパク質受容体関連タンパク質
MTHFR	methylenetetrahydrofolate reductase	メチレンテトラヒドロ葉酸還元酵素
OLS	Osteoporosis Liaison Service	骨粗鬆症リエゾンサービス
OSAS	obstructive sleep apnea syndrome	閉塞性睡眠時無呼吸症候群
PTH	parathyroid hormone	副甲状腺ホルモン
QCT	quantitative computed tomography	定量的コンピューター断層撮影法
QOL	quality of life	生活の質
QUS	quantitative ultrasound	定量的超音波法
RANKL	receptor activator of nuclear factor-κB ligand	NF-κB 活性化受容体リガンド
SSRI	selective serotonin reuptake inhibitor	選択的セロトニン再取り込み阻害薬
TBS	trabecular bone score	海綿骨スコア
TNF-α	tumor necrosis factor-α	腫瘍壊死因子-α
YAM	young adult mean	若年成人平均値

目　次

生活習慣病による骨代謝への影響

> **ポイント**
> - 生活習慣病と骨折リスクには相関がある。
> - 生活習慣病に共通の病態が骨代謝に影響を与え, 骨脆弱化を招く可能性がある。
> - 生活習慣病は重要な骨折危険因子である。

　多数の観察研究より, 生活習慣病と骨折リスクの間には相関があることがわかっている。2型糖尿病, CKD, COPD, 肥満症, メタボリックシンドローム, 脂質異常症, 高血圧症, 睡眠障害, サルコペニア・フレイルおよび認知症などの生活習慣病は骨密度とは独立した骨折危険因子で, 骨質劣化をはじめとする骨密度低下以外の要因を介して易骨折性をもたらすと考えられる (図1-1)。特に, 2型糖尿病, CKD, COPDが骨折リスクを高めることは明らかである。

　多くの生活習慣病では慢性炎症と酸化ストレスの増加を伴う。非常に単純化すると, 慢性炎症はTNF-αなどの炎症性サイトカインの過剰, 酸化ストレスは活性酸素の過剰とみなすことができる。骨粗鬆症の発症要因となるエストロゲン欠乏もまた, 炎症性サイトカインの過剰と酸化ストレスをもたらす。酸化ストレスとは, 生体内におけるエネルギー産生の過程で作り出される活性酸素によってタンパク質の酸化やDNAの障害が生じることである。この活性酸素が骨細胞や骨芽細胞のアポトーシスを誘導する。

　原発性骨粗鬆症や生活習慣病は多因子疾患であり, 共通する病因を見いだすことは困難である。しかし, LRP6およびLRP5の機能異常を有する先天性疾患では, 骨粗鬆症と生活習慣病に共通する病因が特定されている。*LRP6* 遺伝子に不活性型変異をもつ家系では, 肥満度とは無関係に生活習慣病に典型的な代謝異常と骨密度の低下が認められ, *LRP5* 遺伝子に不活

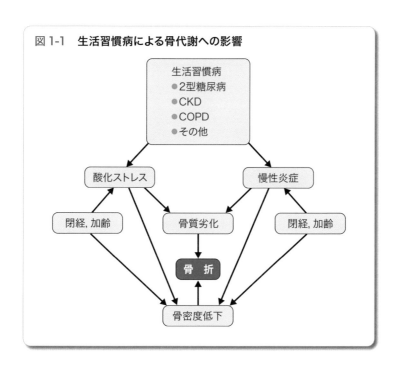

図 1-1　生活習慣病による骨代謝への影響

生活習慣病
●2型糖尿病
●CKD
●COPD
●その他

酸化ストレス

慢性炎症

閉経, 加齢

骨質劣化

閉経, 加齢

骨　折

骨密度低下

性型変異をもつ家系では，耐糖能障害と骨密度の低下が認められている。

　生活習慣病は重要な骨折危険因子であり，骨折予防対象を効率よく絞り込むために，その評価が重要である。特に，2型糖尿病，CKD，COPD を診療するにあたっては，骨折リスク低減への対策が推奨される。

生活習慣病による骨脆弱化機序

> **ポイント**
> - 生活習慣病は骨質を低下させ, 骨密度に依存しない骨折リスクをもたらす。
> - 骨質は構造特性（微細構造）, 材質特性（骨基質）に分けられる。
> - 骨コラーゲンの分子間架橋やAGEsは材質特性を規定する因子である。
> - 糖尿病, CKD, 高ホモシステイン血症は材質特性を低下させる。

　骨粗鬆症は, 骨密度および骨質の低下により骨強度が低下した状態である。生活習慣病は骨密度に依存しない骨折リスクの増大をもたらすため, 骨質を低下させる要因と考えられる。

　古い骨は破骨細胞により吸収され, 骨芽細胞が新しい骨をつくり補充する。この新陳代謝機構を骨リモデリングという。骨質は骨リモデリングに制御される構造特性（微細構造）と, 骨芽細胞機能や酸化・糖化により規定される材質特性（骨基質）に分けられる。

　骨リモデリングによって制御される因子群（骨密度, 微細構造）は, 骨代謝マーカーやCTによる微細構造解析, DXA, HSA, TBSで評価できる。しかし, 骨リモデリングの亢進とは独立した機序で生じる材質特性を評価することはできない。

　骨コラーゲンの分子間架橋やAGEsは材料特性を規定する重要な因子である。骨は材質学的には鉄筋コンクリートに例えられ, コラーゲンが鉄筋に相当する。コラーゲン分子同士をつなぎ止める架橋は, 骨強度の獲得に重要な役割をしている。加齢とともに一定量形成される生理的な架橋は, 軟弱なコラーゲンに適度な弾性を与えて骨強度を高める。これは酵素依存性架橋である（図1-2）。

　しかし, 中年期以降は酸化ストレスの増大に伴い, 老化型の架橋が増加

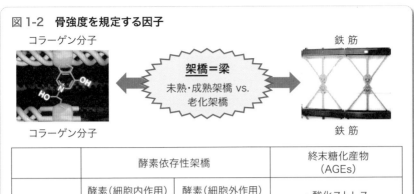

図1-2　骨強度を規定する因子

コラーゲン分子　　　　　　　　　　　　　　　　　鉄筋

架橋＝梁
未熟・成熟架橋 vs.
老化架橋

コラーゲン分子　　　　　　　　　　　　　　　　　鉄筋

	酵素依存性架橋		終末糖化産物（AGEs）
形成誘導因子	酵素（細胞内作用）リジン水酸化酵素（PLOD）	酵素（細胞外作用）リジルオキシダーゼ（LOX）	・酸化ストレス・糖化ストレス
	石灰化に必須		石灰化を抑制
骨強度	⬆ しなやか・粘り強い 未熟→**成熟架橋**		⬇ 脆い・チョーク様 **老化架橋**

PLOD: procollagen-lysine, 2-oxoglutarate 5-dioxygenase　　LOX: lysyl oxydase

Saito M, Marumo K: Osteoporos Int 21:195-214, 2010. Saito M, Marumo K: Calcif Tissue Int 97:242-61, 2015.　斎藤充，丸毛啓史：日骨粗鬆症会誌 2:107-17, 2016 より作図

してコラーゲンを硬く，脆くしてしまう。老化架橋の本体が，酸化ストレスや糖化ストレスの亢進によって誘導されるAGEsである。AGEsは骨強度を低下させる非生理的な架橋である。コラーゲンの劣化は酸化ストレスの亢進によって生じ，酸化ストレスは，加齢や閉経，生活習慣病の罹患によって高まる。材質特性を低下させる原因としては，糖尿病，CKD，動脈硬化症の危険因子である高ホモシステイン血症があげられる。

　骨質の改善のためには，生活習慣病のコントロールを行って酸化や糖化のレベルを低く保ち，骨リモデリングを適正に制御することが必要である。

生活習慣と骨折リスクに関する疫学

> **ポイント**
>
> - 大腿骨近位部・橈骨遠位端・上腕骨近位部の骨折発生率の上昇には, 生活習慣の近代化が関与している。
> - 喫煙, 過度の飲酒, 運動不足, 栄養素の摂取不足などの生活習慣は, 骨折の危険因子である。
> - 低体重は大腿骨近位部の, 肥満は上腕骨折の危険因子であり, 部位により体重の影響が異なる。
> - 国際的な比較では, わが国の大腿骨近位部骨折発生率は中間で, 椎体骨折発生率は高い。

　近年, わが国の骨粗鬆症有病率・椎体骨折発生率は低下しているが, 大腿骨近位部・橈骨遠位端・上腕骨近位部の骨折発生率は上昇している。5年ごとに実施されている大腿骨近位部骨折発生率の全国調査によると, 全年齢を合わせた発生率は1992年から2012年まで上昇し続けている。年代別の発生率は, 60歳代・70歳代は低下し, 80歳代は2007年までは上昇していたが2012年に低下した。90歳以上では上昇が続いている (図1-3)。

　骨折率の変化には, 食事や運動などの生活習慣の近代化が関与している。喫煙, 過度の飲酒, 運動不足, 栄養素の摂取不足などの生活習慣が骨折危険因子となる。

　体重とBMIは骨密度と強い正の関係があり, 体重が重いことやBMIが高いことは骨折予防になると考えられていた。しかし, 最近の大規模調査では部位によっては肥満が骨折危険因子になることが報告されている。低体重は大腿骨近位部の骨折リスクを高め, 肥満は上腕骨折の危険因子で, 部位により影響が異なる。

　国際的な比較では, わが国の椎体骨折の有病率は高いグループに属するが, 大腿骨近位部骨折発生率では中間である。大腿骨近位部骨折発生率は

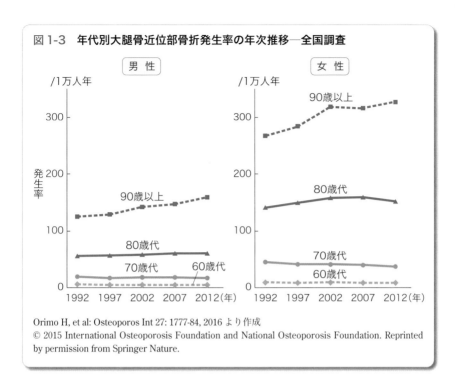

図 1-3　年代別大腿骨近位部骨折発生率の年次推移─全国調査

男性

/1万人年

発生率

90歳以上

80歳代

70歳代　　60歳代

1992　1997　2002　2007　2012(年)

女性

/1万人年

90歳以上

80歳代

70歳代

60歳代

1992　1997　2002　2007　2012(年)

Orimo H, et al: Osteoporos Int 27: 1777-84, 2016 より作成
© 2015 International Osteoporosis Foundation and National Osteoporosis Foundation. Reprinted by permission from Springer Nature.

国民総所得や平均寿命，教育や社会経済的な指標と正の関係にあり，先進国の生活習慣が大腿骨近位部骨折と関連している可能性がある。

4 生活習慣病における骨折リスクの 遺伝的要因

> ### ポイント
>
> - 骨粗鬆症は遺伝的素因と環境要因により発症する多因子疾患である。
> - 骨密度の50〜85%は遺伝的素因による。
> - Wntシグナル伝達因子などの疾患感受性遺伝子が明らかとなり, 治療標的として応用されている。
> - 今後の遺伝医学研究により, さらに疾患感受性遺伝子が明らかになることが期待される。

骨粗鬆症は, 遺伝的素因と環境要因により発症する多因子疾患である。骨密度の50〜85%は遺伝的素因によると考えられ, 両親のいずれかに骨折歴があると骨粗鬆症性骨折のリスクは上昇する。

生活習慣病では, 高ホモシステイン血症が動脈硬化を促進することや, 2型糖尿病患者は非糖尿病患者と比べて血中ホモシステイン濃度が高いことが注目されている。ホモシステイン高値は骨折リスクとも強く関連する。

ホモシステインは必須アミノ酸のメチオニンが代謝されて生成されるアミノ酸で, 葉酸, ビタミンB_6, B_{12}の不足によって高値となる。メチオニン代謝で重要なのはメチレンテトラヒドロ葉酸還元酵素 (MTHFR) で, そのMTHFR遺伝子の一塩基置換遺伝子多型 (SNP) であるC677T多型は動脈硬化症や脳血管障害, 心血管イベント, さらに骨折と関連することが知られている。

SNPと骨粗鬆症との関連解析の研究によって, Wntシグナル伝達因子などの疾患感受性遺伝子が明らかとなり, 治療標的として応用されている。分泌性タンパク質であるWntは細胞外に分泌され, その受容体のLRP5, LRP6と結合する。それによってタンパク質β-カテニンが安定化して下流

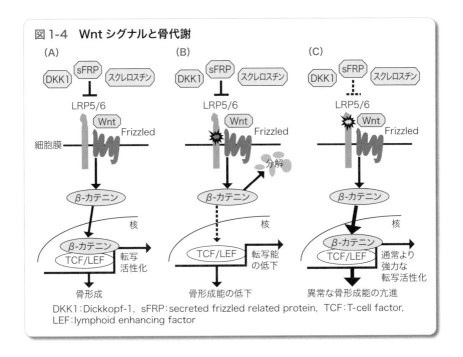

図1-4　Wntシグナルと骨代謝

(A)

DKK1　sFRP　スクレロスチン

LRP5/6

Wnt　Frizzled

細胞膜

β-カテニン

核

β-カテニン
TCF/LEF　転写
活性化

骨形成

(B)

DKK1　sFRP　スクレロスチン

LRP5/6

Wnt　Frizzled

分解

β-カテニン

核

TCF/LEF　転写能
の低下

骨形成能の低下

(C)

DKK1　sFRP　スクレロスチン

LRP5/6

Wnt　Frizzled

β-カテニン

核

β-カテニン
TCF/LEF　通常より
強力な
転写活性化

異常な骨形成能の亢進

DKK1：Dickkopf-1, sFRP：secreted frizzled related protein, TCF：T-cell factor, LEF：lymphoid enhancing factor

シグナルが活性化する（**図1-4，A**）。この伝達機構をWntシグナル伝達という。Wntシグナル伝達には他に，Frizzledという受容体も存在する。

　LRP5の不活性型変異によって骨芽細胞におけるWntシグナル伝達が阻害されると，骨形成能の低下から骨量減少が誘導されること（**図1-4, B**），逆にLRP5の活性型変異があるとDickkopf-1の作用が減弱し，Wntシグナルが強調されて高骨密度となる分子機序が推測されている（**図1-4, C**）。生理活性物質スクレロスチンは骨細胞から分泌され，LRP5と結合することでWntシグナルを抑制する。スクレロスチンを標的にした抗スクレロスチンモノクローナル抗体（ロモソズマブ）は，骨形成と骨密度上昇作用を示す。また，LRP5を介したシグナル伝達は骨代謝だけでなく，糖代謝や糖尿病発症にも関与する。

　ゲノム医学の観点から，LRP5，LRP6を介したWntシグナルは骨粗鬆症と骨折，生活習慣病の発症を同時に規定する遺伝子素因である可能性が考えられる。今後の遺伝医学研究により，さらに疾患感受性遺伝子が明らかになることが期待される。

5 骨と他臓器との関連性

> **ポイント**
> ● 骨と他臓器との連関が注目を集めている。
> ● 骨から発信されるシグナルが，エネルギー代謝や認知機能など多彩な生体機能の制御に関与することが明らかになりつつある。
> ● 双方向の制御システムとして，骨を中心とした多臓器連関を考える必要性が高まっている。

　骨と他臓器の関連性を考えるうえでは，骨の役割を十分に理解することが必要である。骨の役割は，①身体支持および運動，②カルシウム代謝調節，③骨髄を内包する造血組織，④臓器保護などである。そして，骨代謝の制御システムは，i) 骨の形態と強度の調節，ii) カルシウム代謝調節の2つの視点から考えられる。i) は骨リモデリングにより骨の形態を変化させて，骨の材質や構造上の強度を維持するということ，ii) はカルシウム代謝の恒常性を維持するために，骨はカルシウムの貯蔵庫の役割をしているということである。

　最近の研究では，骨から放出されるホルモンであるFGF-23とオステオカルシン（OC）が遠隔の臓器の機能を制御することが明らかになってきた（図1-5）。FGF-23は，骨細胞で合成・分泌され，おもに腎臓でリン代謝を調節する。OCはノックアウトマウスの研究から，膵β細胞でのインスリン分泌，精巣でのテストステロン分泌，骨格筋でのブドウ糖取り込み，中枢神経での認知機能の制御に関与することがわかってきた。ヒトでは，インスリン分泌能，認知機能，男性の妊孕性との関連性が報告されている。

　そのほかに，骨と血管の間には分子レベルや細胞レベルでの連関が存在する。さらに骨と近接する骨格筋からもさまざまな液性因子が分泌される

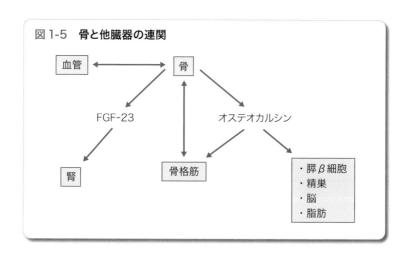

図1-5　骨と他臓器の連関

ことが明らかとなり，骨と筋の連関（骨・筋連関）も注目されている。

　このように，骨から発信されるシグナルが，エネルギー代謝や認知機能など多彩な生体機能の制御に関与することが明らかになりつつある。双方向の制御システムとして，骨を中心とした多臓器連関を考える必要性が高まっている。

糖尿病

ポイント

- 糖尿病は骨質の劣化により，骨折リスクを上昇させる。
- 血糖コントロール不良は骨折リスクを高めるが，その管理によってリスクが改善するエビデンスはない。
- 糖尿病では，臨床的な骨折危険因子の評価を行い，積極的に薬物治療開始を検討する必要がある。

　糖尿病患者では，糖尿病による骨脆弱性に加えて転倒リスクが高いことによって脆弱性骨折リスクが上昇する。脆弱性骨折を起こすと，ADL・QOLが低下するため，運動療法の遵守が難しくなり，さらに治療意欲が減ることから糖尿病の増悪につながるという悪循環に陥る。

　糖尿病患者は健常人と比較して寿命が短いことが知られており，脆弱性骨折も生命予後不良に影響する。したがって，糖尿病において脆弱性骨折の予防は非常に重要である。

　糖尿病は骨質の劣化により，骨折リスクを上昇させる。糖尿病では，高血糖と酸化ストレスによって骨組織でAGEs形成が促進され，材質特性が低下する。皮質骨多孔化や海綿骨微細構造低下などの構造特性の低下も報告されている。したがって，糖尿病では骨密度が保たれていても，骨質の劣化により骨強度が低下すると考えられる。

　糖尿病の骨折リスクには，血糖管理・糖尿病罹病期間・抗糖尿病薬も関連する。糖尿病合併症の網膜症（視力障害），神経障害，サルコペニアも転倒リスクを高めるため，骨折危険因子となる。血糖コントロール不良は骨折リスクを高めるが，現時点で糖尿病管理によってリスクが改善するエビデンスはない。

　糖尿病では臨床的な骨折危険因子の評価を行い，積極的に薬物治療開始を検討する必要がある。『骨粗鬆症の予防と治療ガイドライン2015年版』に基づき，骨粗鬆症の薬物治療開始基準（**巻末図A**）に該当すれば薬物治

表 2-1　糖尿病による骨折リスク評価表（試案）

骨密度 ＼ 既存骨折	大腿骨近位部 椎体	他の部位#1	なし	
YAMの70%以下 または －2.5SD以下				
YAMの70%より大きく 80%未満			#2	#3
YAMの80%以上		#3		

#1：他の骨折部位は肋骨, 骨盤（恥骨・坐骨・仙骨を含む）, 上腕骨近位部, 橈骨遠位端, 下腿骨
#2：FRAX® ≧15%（75歳未満）, 大腿骨近位部骨折の家族歴がある
#3：罹病歴10年以上, HbA1c7.5%以上, インスリン使用, 閉経後女性チアゾリジン使用, 喫煙, 重症
　　低血糖が危惧される薬物使用, 転倒リスクが高い, サルコペニアがあれば治療開始を検討する。

療の適用となる（**表2-1**の赤色）。

　骨折の既往がなく骨密度がYAMの70%より大きく80%未満である場合と, 骨密度がYAMの80%以上であるが他の部位の骨折歴がある場合（**表2-1**の黄色）には, 骨折危険因子（**表2-1, ＃3**）を評価し, 治療開始を検討する。さらに骨折リスクが重積している場合には, より前向きに治療を検討する。

＼ 今後の展望 ／

● AGEs やホモシステイン, スクレロスチンなどのバイオマーカーが骨折リスクに関連すると報告されているが, 骨粗鬆症や糖尿病での保険適用はなく, 臨床応用にはさらなる検討が必要である。
● 臨床的骨折危険因子に基づいたリスク評価ツールなどの開発が必要と思われる。
● 長期的な血糖管理が骨折リスクを低減することが可能か, 糖尿病患者における骨粗鬆症薬物治療の選択などについても検討が望まれる。

慢性腎臓病（CKD）

ポイント

- CKDは早期でも骨折リスクが高い。
- CKDに伴う骨質劣化や栄養障害，筋力低下に伴う骨密度低下・転倒リスクの上昇によって骨折リスクは高まる。
- CKDでは骨粗鬆症の治療も考慮されるべきで，大腿骨近位部骨折を予防しうる薬物選択が重要である。

　CKD の骨折リスクは早期でも高く，ステージ3以降ではさらに高くなる。大腿骨近位部・椎体・前腕骨のいずれでも骨折リスクは上昇し，一般的に，重症度が高いこと，女性，高齢でより骨折リスクは増す。

　CKD で骨折リスクが上昇する原因には，①二次性副甲状腺機能亢進症，②血清カルシウム・リン過剰による骨代謝回転過剰抑制に伴う無形成骨，③ビタミン D 欠乏，④骨形態の変化（線維性骨炎・骨軟化症・混合型など），⑤転倒リスクの上昇，⑥栄養障害・炎症，⑦酸化ストレス増大による骨コラーゲン線維の AGE 化，⑧マグネシウムなど微量元素変動に伴う骨脆弱化，⑨サルコペニア（タンパク質摂取制限・低栄養・炎症・ビタミン D 欠乏なども関与）があげられる。

　日本人 CKD 患者では，eGFRcys 低下に伴う骨折リスクの上昇が示されており，現時点では明確なエビデンスはないものの，eGFR 低下を防ぐ腎保護療法や合併疾患に対する治療によって骨折リスクは低下することが考えられる。

　CKD での骨代謝評価には，血清 PTH より骨代謝状態を直接反映する骨代謝マーカー測定が有用となる。腎機能低下に影響を受けない骨代謝マーカーは，BAP，Intact P1NP，TRACP-5b である（**巻末表 B**）。

　CKD では骨粗鬆症の治療も考慮されるべきで，その治療目的は大腿骨近位部骨折予防となり，ビスホスホネート薬やデノスマブなど皮質骨の骨折を防止する薬物投与が重要となる。ミノドロン酸やイバンドロン酸，ゾレドロン酸は腎機能低下例での安全性が報告されているが，慎重投与であ

表 2-2　おもな骨粗鬆症治療薬の CKD 患者への投与上の注意

薬物	保存期腎不全		透析 (CKD-5D)
	GFR ≧35mL/分/1.73m²	GFR <35mL/分/1.73m²	
アルファカルシドール, カルシトリオール	病態に応じ使用量を変更		
エルデカルシトール	血清カルシウム濃度上昇に特に注意		
SERM (ラロキシフェン, バゼドキシフェン)	慎重投与		
ビスホスホネート薬			
アレンドロン酸	慎重投与		
リセドロン酸	慎重投与	禁忌(CCr<30mL/分)	禁忌
ミノドロン酸	慎重投与		
エチドロン酸	使用回避		
イバンドロン酸	慎重投与		
ゾレドロン酸	慎重投与	禁忌	禁忌
エルカトニン	通常投与量可能		
デノスマブ	慎重投与(重度の腎機能障害患者は低カルシウム血症を起こすおそれがある)		
副甲状腺ホルモン薬	慎重投与		
ロモソズマブ	慎重投与(重度の腎機能障害患者・透析を受けている患者は低カルシウム血症が発現しやすい)		

※その他の薬物は注意情報なし

る。リセドロン酸とゾレドロン酸は重度の腎障害のある患者では禁忌となっている（**表 2-2**）。

　デノスマブは投与後に急速に血清カルシウムが低下する危険性があるため，投与前に活性型ビタミン D で血清カルシウムを上昇させておくことが重要となる。また，投与前の骨吸収亢進の程度が強い場合は投与後の血清カルシウム低下の程度が大きくなるため，デノスマブ投与の前にビスホスホネート薬や SERM を一定期間投与し，あらかじめ骨吸収を抑制しておくことが重要である。

今後の展望

● 今後も CKD 合併の骨粗鬆症患者は増える見込みで，CKD を考慮した骨粗鬆症対策の重要性がさらに増すと考えられる。

慢性閉塞性肺疾患 (COPD)

> **ポイント**
>
> - COPDはすべての部位の骨折リスクを高めるが，これには骨密度低下と骨質劣化が関与する。
> - 臨床的には多くの危険因子がCOPD患者の骨折に関与する。
> - COPD合併骨粗鬆症の認知度は低く，COPD早期からの骨粗鬆症スクリーニングと適切なタイミングでの治療介入が望まれる。

　COPD ではすべての部位の骨折リスクが高いと考えられるが，特に椎体骨折の有病率が高い。COPD 患者は健常人と比較して骨密度が低く，病期の進行とともに骨密度は低下する。さらに COPD 患者の骨折は，低骨密度に加えて骨質劣化の関与も大きいと考えられる。

　COPD では一般的な骨折危険因子に加えて，疾患特異的な骨折危険因子が多数存在する（**表 2-3**）。長期の喫煙が主因となる COPD の患者は高齢であることが多い。低体重は日本人 COPD 患者ではよくみられる。また，COPD では身体活動性が低下しやすいため，骨代謝の維持に重要なメカニカルストレスが減少し，サルコペニアやビタミン D 不足などによってさらに骨折リスクが上昇する可能性がある。

　C 反応性タンパク（CRP）高値に代表される全身性炎症は，骨折リスクに関連することが知られている。また，COPD では明らかな骨折危険因子であるステロイド薬（糖質コルチコイド）が頻用される。しかし，ステロイド薬が COPD における骨粗鬆症の主病態とは考えにくく，むしろ抗炎症作用は有益な影響を及ぼす可能性もある。COPD では病期進行とともにビタミン D 不足がより顕著になり，これには栄養障害や日光曝露時間の短縮など，さまざまな要因が考えられる。ビタミン D 不足は転倒を増加させ，COPD の骨折リスクに関与している可能性もある。また，特に進行した COPD で高頻度にみられる体重減少やサルコペニアが骨粗鬆症を助長すると考えられるが，骨折との関連性を示したデータは乏しい。

　COPD の治療が骨折リスクを低下させるか否かについては不明である。

表 2-3　COPD における骨折危険因子

一般的な骨折危険因子	疾患特異的骨折危険因子
高齢 喫煙 低体重 身体活動性低下	全身性炎症 呼吸機能低下 ステロイド使用 ビタミンD不足・欠乏 サルコペニア

吸入ステロイド薬は用量依存的な骨折危険因子となるが，少量の吸入ステロイド薬は原疾患に対する効果によって骨密度低下を抑制する可能性もある。

　現時点では COPD のみを対象とした骨粗鬆症治療の開始基準や方法が確立されておらず，原発性骨粗鬆症の診断および治療開始基準に基づいて治療介入を行う。FRAX® を用いた骨折リスク評価も有用と考えられる。全身性ステロイド投与が行われる場合には，『ステロイド性骨粗鬆症の管理と治療ガイドライン 2014 年改訂版』が参考になる。また，禁煙や運動療法などの生活指導を行う。さらに，骨粗鬆症治療の前段階として，サプリメントも含めた積極的な天然型ビタミン D 摂取によるビタミン D の充足が推奨される。ただし，これらについても現時点では COPD におけるエビデンスは乏しい。

╲╲ 今後の展望 ╱╱

- COPD 早期からの治療介入が骨折リスクに及ぼす影響について，前向きの検討が必要である。
- COPD による骨密度低下・骨質劣化の機序について，詳細な基礎的・臨床的検討が望まれる。
- 骨粗鬆症に対する治療介入が，COPD の呼吸機能や ADL，生命予後改善に寄与するか，前向きな検討も重要な課題である。

肥満症, メタボリックシンドローム

ポイント

- モデル動物において, 肥満症とメタボリックシンドロームが骨粗鬆症の発症リスクを上昇させることが報告されている。
- ヒトでの疫学研究では, 肥満症とメタボリックシンドロームが骨粗鬆症発症や骨折リスク上昇に関与するのか一定の見解が得られていないが, これは疾患が有する二面性に起因している。
- 体重増加による力学的負荷が骨粗鬆症発症抑制に働く一方, 肥満による慢性炎症が骨折リスクを高める可能性も提言されている。

　モデル動物では, 肥満症とメタボリックシンドロームが骨密度低下と関連し, 骨粗鬆症の発症リスクを上昇させることがわかっているが, ヒトを対象とした研究では, 一定の見解は得られていない。これは, 体重増加という現象に二面性があるためと考えられる。

　高体重は物理的なメカニカルストレスとなり, 骨形成を亢進する。また, 脂肪細胞から産生されるエストロゲンは骨吸収を抑制して骨密度を維持する。さらに, 体重の増加が筋肉量の維持を示している場合は, 転倒を抑制することも考えられる。

　一方で, 高脂肪や内臓脂肪の過度の蓄積は, 慢性炎症を亢進させて糖化ストレス, 酸化ストレスを増大させる。これらのストレスが骨コラーゲンの架橋異常, 骨質低下を誘導する。また, 体重増加に伴う糖尿病発症による骨質劣化, もしくは変形性膝関節症の進行による転倒リスク上昇が骨折リスクを高める可能性もある。したがって, 肥満症とメタボリックシンドロームの骨代謝への影響には, プラスの効果とマイナスの効果が混在する（図2-1）。

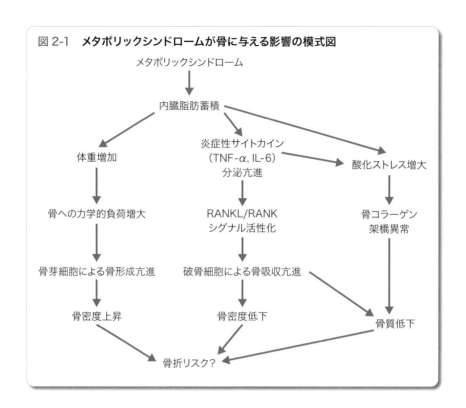

図 2-1　メタボリックシンドロームが骨に与える影響の模式図

メタボリックシンドローム

↓

内臓脂肪蓄積

体重増加　　炎症性サイトカイン（TNF-α, IL-6）分泌亢進　　酸化ストレス増大

骨への力学的負荷増大　　RANKL/RANK シグナル活性化　　骨コラーゲン架橋異常

骨芽細胞による骨形成亢進　　破骨細胞による骨吸収亢進

骨密度上昇　　骨密度低下　　骨質低下

骨折リスク？

今後の展望

● 今後は，肥満症，メタボリックシンドロームそれぞれの構成要因を抽出して骨折リスクを新たに解析することが望まれる。

脂質異常症, 高血圧症, 動脈硬化症

> **ポイント**
> - 基礎研究では, 脂質異常症・高血圧症・動脈硬化症と骨代謝異常との関連は多数報告されている。
> - 骨粗鬆症患者の心血管イベント発生率は高く, その死亡率の高さも報告されているが, これらの関連を明確に示した臨床データはない。
> - サイアザイド系利尿薬・スタチン・β遮断薬などは, 骨密度上昇・骨折リスク低下に作用する可能性がある。

　脂質異常症は, 中性脂肪やコレステロールなどの脂質代謝に異常をきたした状態である。加齢に伴って LDL コレステロール (LDL-C) が上昇すると, 抗酸化防御機構の低下により LDL-C は酸化が進みやすくなる。酸化 LDL は骨形成を低下させ, 骨質劣化をもたらす可能性がある。

　LRP5 ノックアウトマウスでは, 骨量減少と脂質異常症が認められる。ヒトでは, *LRP6* 遺伝子に不活性型変異を有する家系では, 脂質異常症・高血圧症・糖尿病・骨粗鬆症を伴うという報告がある。

　高血圧症が骨代謝に影響を及ぼす機序としては, 二次性副甲状腺機能亢進症, レニン・アンジオテンシン系, 交感神経等の関与が考えられる。高血圧症では腎からのカルシウム排泄が増加し, 二次性の副甲状腺機能亢進状態となり, 骨からのカルシウム動員が高まって骨量が減少する。

　骨粗鬆症患者では心血管イベント発生率が高い。心筋梗塞・脳梗塞などの心血管疾患は動脈硬化に起因する。動脈硬化の危険因子である高血圧症・脂質異常症・骨粗鬆症は発症機序が一部共通であるため, 心筋梗塞・脳梗塞なども骨粗鬆症と関連することが考えられる。末梢動脈疾患患者の骨折リスクが高く, 骨折後の死亡率が高いという報告もある。しかし, 臨床データで, これら疾患と骨折リスクとの十分な関連を明確に示したものはない。

　生活習慣病に用いる薬物が, 骨折リスクに関わる可能性も指摘されている (表2-4)。ワルファリン投与あるいは長期間のヘパリン使用が骨折リ

表 2-4　骨代謝に影響を与える可能性のある生活習慣病治療薬

種　類	負	正
降圧薬	ループ利尿薬	β遮断薬 サイアザイド系利尿薬 レニン・アンジオテンシン系阻害薬
脂質異常症治療薬		スタチン
抗凝固薬	ヘパリン ワルファリン	

スクを高めるという報告もあるが，その評価についてはいまだ定まっていない。サイアザイド系利尿薬・スタチン・β遮断薬などは，骨密度上昇・骨折リスク低下作用を有する可能性も報告されている。

　薬物による血管と骨の双方に対する作用を考慮しながら，骨折リスクの低減，最終的には健康寿命を考えたトータルヘルスケアを進めて行くことが重要となる。

╲╲ 今後の展望 ╱╱

●骨・血管連関の存在，最終的には骨折リスクとの関連を明確にするために，PROBE法 (Prospective, Randomized, Open, Blinded-Endpoint method) での検討が期待される。

睡眠障害（不眠症, OSAS）

ポイント

- 睡眠障害は生活習慣病の危険因子で, 骨量減少に関与する。
- 不眠症と睡眠薬は転倒・骨折リスクを高める。
- OSASによる低酸素血症, 酸化ストレス増大は骨代謝を悪化させ, 骨量低下を招くと考えられる。

　睡眠障害は生活習慣病の危険因子であり, 骨量減少に関与することがわかってきている（図2-2）。不眠症に伴う, 夜間の成長ホルモン分泌低下, 破骨細胞の抑制作用を有するメラトニン低下, 炎症性サイトカイン TNF-α, IL-6 の分泌亢進は骨量減少を促す。さらに, 不眠症では, レプチン交感神経系が持続的に活性化され, 骨吸収亢進・骨形成低下が起こり, 結果として骨量が減少する。また血清 IGF-1 の低下により骨形成が抑制されるとの報告もある。ラットを用いた動物実験では, 慢性的に睡眠時間を制限すると交感神経系が賦活化され, 血清 TRACP-5b の上昇をもたらし, 皮質骨の菲薄化が示されている。交感神経系の緊張はインスリン抵抗性を惹起し, 肥満につながる。

　不眠は夜間の歩行機会を増やして転倒リスクを上げる。さらに, 不眠は日中の眠気・反応時間の遅延・認知機能障害・精神運動機能の低下・慢性的な身体活動性低下に伴う肥満・下肢筋力低下や動揺不安定性などをもたらし, 昼間の転倒リスクも上昇させる。不眠症自体が睡眠薬使用とは独立した転倒の危険因子である。

　睡眠薬は, 筋弛緩作用がなく安全とされる短時間作用型非ベンゾジアゼピン系薬でも転倒・骨折リスクを上昇させるとの報告がみられる。不眠症の原因疾患となるうつ病に対する SSRI や, 低血糖を惹起する抗糖尿病薬も転倒や骨折の危険因子となる。うつ病や生活習慣病自体も, 薬物とは独立した骨折危険因子である。

　閉塞性睡眠時無呼吸症候群（OSAS）が骨代謝に悪影響を及ぼす機序には, 不眠症と同様の概日リズム障害・交感神経緊張・日中の身体活動性低

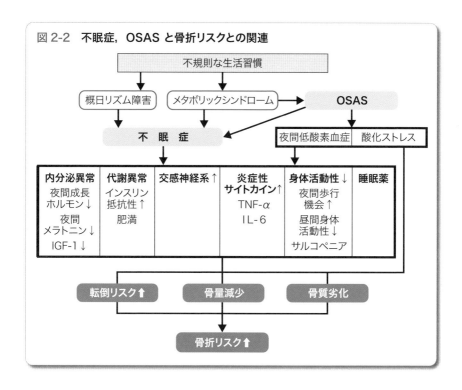

図 2-2　不眠症，OSAS と骨折リスクとの関連

下に加え，低酸素血症・呼吸再開時の酸化ストレス増大があげられる。また，CPAP（経鼻的持続陽圧呼吸）の介入で骨吸収マーカーの低下がみられることから，OSAS では骨吸収亢進が起こって骨量が減少すると考えられる。OSAS がもたらす概日リズム障害や昼寝は骨折との関連がみられる。夜間低酸素血症（SpO$_2$ < 90 %）の患者は，転倒と非椎体骨折リスクが BMI，身体活動性，年齢と独立して上昇するとの報告があり，低酸素血症に伴う炎症・酸化ストレスが関与している可能性がある。

＼今後の展望／

● 不眠症，OSAS と骨折リスクとの関連における大規模研究データはない。
● 日中の眠気や身体活動低下，睡眠薬服用による転倒リスク・骨折リスク上昇は明らかなため，転倒高リスク患者では服薬のリスク・ベネフィットを考慮するなど，トータルケアの重要性が高まっている。

サルコペニア・フレイル，認知症

ポイント

●サルコペニア・フレイル，認知症は高齢者の転倒・骨折リスクや要介護リスクの上昇だけでなく，ADL・QOL，生命予後にも影響を及ぼす。
●サルコペニア・フレイル，認知症の評価，ならびに骨粗鬆症・骨折リスクを念頭に置いた予防・治療を進めることが重要である。

　骨格筋と骨代謝との相互連関（骨・筋連関）やサルコペニアと骨粗鬆症・骨折リスクとの関連には，加齢に伴う性ホルモンレベルの低下，ビタミンD不足，力学的負荷の減少などが関与していると考えられる。サルコペニアに伴う筋量減少・筋力低下・バランス機能低下は，転倒の発生に大きな影響を与え，骨強度の低下を招いて骨粗鬆症性骨折につながる。

　骨粗鬆症やサルコペニアを有する場合，フレイルのリスクが上昇することがわかっている。サルコペニアやフレイルに伴う低栄養や骨折リスクなど，フレイルの各指標や要素が相互に悪循環や連鎖を形成することも示されており，フレイル・サイクルとして理解されている（図2-3）。

　フレイルの予防・対策には，原因となる慢性疾患があればその治療管理を行うとともに，栄養管理，認知機能低下を含む精神・心理面への対応，身体機能低下への対応など，多面的な介入が求められる。身体的フレイルに対しては，食事療法，運動療法，適度な日光浴，環境整備などが有用である。また，多剤服用をしている高齢者では定期的な薬剤の見直しも必要となる。

　認知症と骨粗鬆症に共通する危険因子は，女性，性ホルモンレベルの低下，糖尿病，喫煙・飲酒などである。わが国の認知症で最も多いアルツハイマー型認知症では，大腿骨近位部の骨密度低下が認められ，全認知症患者をみても骨折リスクは高い。認知症患者は認知症のない高齢者に比べて転倒リスクが2倍以上高く，予後不良になる可能性がある。

　認知症高齢者の転倒・骨折リスクを低下させるためには，多職種協働に

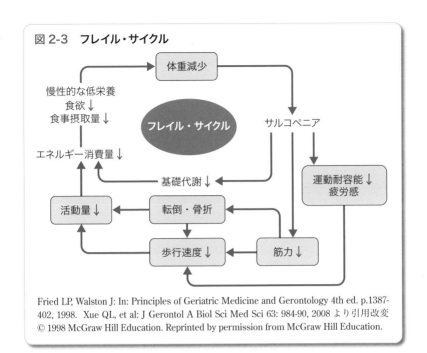

図2-3 フレイル・サイクル

フレイル・サイクル

体重減少

慢性的な低栄養
食欲↓
食事摂取量↓

サルコペニア

エネルギー消費量↓

基礎代謝↓

運動耐容能↓
疲労感

活動量↓

転倒・骨折

歩行速度↓

筋力↓

Fried LP, Walston J: In: Principles of Geriatric Medicine and Gerontology 4th ed. p.1387-402, 1998. Xue QL, et al: J Gerontol A Biol Sci Med Sci 63: 984-90, 2008 より引用改変
© 1998 McGraw Hill Education. Reprinted by permission from McGraw Hill Education.

よる内的・外的転倒リスクの除去，認知症と骨粗鬆症を包括的に診療・ケアすること，骨粗鬆症管理の際には嚥下機能，アドヒアランス，介護者負担などを考慮した治療選択を行うことも重要と考えられる。

＼今後の展望／

● サルコペニア・フレイルや認知機能低下の病態，骨・筋連関をはじめとする臓器連関の解明が進み，多職種による包括的，全人的な予防・治療・ケアが推進されるものと期待する。

骨代謝関連マーカー

> **ポイント**
> - 生活習慣病の骨折リスク評価は，病態により評価方法が異なることが予想される。
> - 骨マトリックス関連マーカーの意義が重要視されている。

　骨は破骨細胞，骨芽細胞，骨細胞の３つの細胞群からなり，これらがコラーゲンを主成分とする骨マトリックス（骨基質タンパク質）の中に埋もれた構造をしている。骨は骨の細胞群が産生する物質と骨以外の臓器から代謝調節を受けている。骨代謝の結果として産生される骨由来の物質と，骨代謝の調節を行う骨または他臓器由来の因子を総称して，骨代謝関連マーカーと呼ぶ（表3-1）。

　糖尿病では骨マトリックス関連マーカーのホモシステインやペントシジンが高値である一方，オステオカルシン（OC）に代表される骨形成マーカーは低下している状態である。したがって糖尿病の骨折リスク評価に，これら骨代謝マーカーは有用と考えられる。

　肥満症またはメタボリックシンドロームでは，炎症性マーカー高値，骨形成マーカー低値，スクレロスチン高値がみられ，これらのマーカーが骨折リスク判定に有用である可能性がある。

　最も骨折が多発する生活習慣病であるCOPDでは，有意な骨折危険因子はステロイド薬（糖質コルチコイド）使用，全身性の炎症マーカーであるC反応性タンパク（CRP）上昇，25（OH）D低値である。

　生活習慣病の骨折リスク評価は，疾患特異性のあるマーカーといくつかの疾患に共通のマーカーがあり，各疾患でどのように危険度を推定するかはまだ十分に判明していない。生活習慣病患者では骨粗鬆症治療が行われていても，治療前の低カルボキシル化オステオカルシン（ucOC）やペントシジンが高値だと骨折が生じることが報告されている。ペントシジンは特に糖尿病の骨折リスクに深く関与しており，これら骨マトリックス関連マーカーの意義が重要視されている。

表 3-1　骨代謝関連マーカーの分類

分類	名称(略語)	生活習慣病との関連など	骨折との関連
骨形成マーカー	オステオカルシン(OC)	腎機能の影響大 糖尿病や肥満で低値 糖尿病発症の予測因子	あり
	骨型アルカリホスファターゼ(BAP)*	骨芽細胞マーカー 肝障害や腎障害とは無関係	あり
	I型プロコラーゲン-C-プロペプチド(P1CP)	骨芽細胞分泌コラーゲン産生量	なし
	インタクトI型プロコラーゲン-N-プロペプチド(Intact P1NP)*	腎機能の影響少ない 食事の影響少ない	あり
	トータルI型プロコラーゲン-N-プロペプチド(total P1NP)*	腎機能の影響あり	あり
骨吸収マーカー	ピリジノリン(PYD)	コラーゲンの架橋部分の代謝産物や分泌時に切断されるテロペプチドを測定することで骨芽細胞のコラーゲン産生量や分解量が推定できる	未検討
	デオキシピリジノリン(DPD)*		あり
	I型コラーゲン架橋N-テロペプチド(NTX)*		あり
	I型コラーゲン架橋C-テロペプチド(CTX)*		あり
	I型コラーゲン-C-テロペプチド(1CTP)		未検討
	酒石酸抵抗性酸ホスファターゼ-5b(TRACP-5b)*	非常に鋭敏な破骨細胞活性のマーカー	骨粗鬆症治療効果判定に有用 骨折予測能は未検討
骨マトリックス関連マーカー	低カルボキシル化オステオカルシン(ucOC)*	骨におけるビタミンK不足のマーカー	あり
	ペントシジン	コラーゲンにおける糖化架橋 糖尿病, 腎不全などで上昇	あり
	カルボキシメチルリジン(CML)	タンパク質や脂質の過酸化の結果として生ずる	あり
	ホモシステイン	メチオニンサイクルの不全(ビタミンB群の不足)により蓄積。動脈硬化との関連強い	あり
その他のバイオマーカー	スクレロスチン	Wntシグナルの抑制因子 体重, 脂肪量や体格と正相関	あり
	FGF-23	リンの代謝調節因子 石灰化の抑制	あり

*：骨粗鬆症で保険収載

╲╲ 今後の展望 ╱╱

- 骨折リスク評価の方法として, いくつかの骨折リスクマーカーの組み合わせを検討すべきである。
- ビタミンD, ビタミンB群, ビタミンKの不足に組織の糖化反応 (glycation) が重複して, 骨折リスクを強めることが考えられる。

2　転　倒

ポイント

- 糖尿病患者の転倒リスクは高く，インスリン使用例は非使用例に比して転倒リスクが高い。
- 高齢CKD患者，COPD患者はともに転倒リスクが高い。
- 高齢の生活習慣病患者には転倒予防対策が必要である。

　生活習慣病と転倒の関係については，糖尿病患者の転倒リスクが高いことが知られている。インスリン使用例ではインスリン非使用例に比較して転倒リスクが高い。

　糖尿病で転倒リスクが高い原因としては，末梢神経障害，網膜症，前庭機能障害，認知機能障害，腎機能低下やビタミンD不足と，それに伴う下肢筋力やバランス能力の低下が考えられる。血糖コントロールに関しては，高血糖，低血糖のいずれも転倒リスクと関連する。高血糖の是正とともに，低血糖防止が転倒リスク低減に必要である。

　そのほかの生活習慣病では，高齢CKD患者の転倒リスクが高いことが報告されている。CKDの転倒リスクは腎機能低下に伴う身体機能低下が関連しており，フレイルが重要な危険因子と考えられる。また，COPDでの転倒リスクも高く，その原因としては下肢筋力低下，ADLの低下，歩行リズムの悪化，バランス機能の低下が考えられる。

　高血圧症では，降圧薬と転倒リスクの関連についてははっきりしていないが，ループ利尿薬が転倒リスク上昇に，β遮断薬が転倒リスク低減に関与するという報告がある。

　転倒リスクと関与する薬剤は，上述以外に，向精神薬，抗うつ薬，ベンゾジアゼピン系薬，抗けいれん薬，オピオイド，非ステロイド性抗炎症薬（NSAIDs）があり，いずれも転倒リスクを上昇させたとの報告がある。

　生活習慣病における転倒例の骨折発生頻度，転倒率は明らかではない。また，生活習慣病を対象に転倒予防効果を明らかにした報告はない。しかし，生活習慣病を有する高齢者でも地域在住高齢者や病院入院・施設入所

患者同様の転倒予防対策が必要である。

　地域在住高齢者の転倒予防では，単一で有効な介入方法はなく，個別の転倒リスク評価に基づいて，運動療法，自宅の安全性改善介入，すべらない靴（凍結時），ビタミンD補充，向精神薬の減量，白内障手術，ペースメーカー手術，履き物調整などを行う。

　施設入所者では転倒リスクが高い例を対象に，個別の適切なケアプランの作成と包括的な介入が必要となる。介護施設では多因子介入が転倒率に与える効果は不明である。病院では多因子介入が転倒率を低下させる。なかでも亜急性期病院では有意な低減効果が示された。

╲╲ 今後の展望 ╱╱
- 年齢や併存疾患によりリスクが異なるため，生活習慣病患者の転倒リスクを明らかにするには大規模な調査が必要となる。
- 生活習慣病治療薬の臨床試験に転倒リスク評価を加えることで，各疾患による転倒リスク上昇の評価が可能と思われる。
- 生活習慣病の転倒予防対策に関しては，疾患ごとにエビデンスの集積が必要である。

ビタミンD

```
ポイント
```

- ビタミンD不足・欠乏と生活習慣病との密接な関連が多数の観察研究で示されている。
- 生活習慣病に対するビタミンD補充の効果が認められないことから，ビタミンD不足・欠乏は疾患の結果である可能性が高い。
- 骨粗鬆症治療を行う可能性のある生活習慣病患者では，血中25（OH）D濃度測定を行い，必要に応じてビタミンD製剤を併用することが望ましい。

　わが国のビタミンD不足・欠乏の判定指針では，血中25（OH）D濃度（ng/mL）が20未満を欠乏，20以上30未満を不足，30以上を充足としている。

　血中25（OH）D濃度低値と関連があると考えられる疾患には，（複合）心血管イベント，心血管関連死，虚血性心疾患，心不全，末梢動脈疾患（PAD），高血圧症，認知症，脳卒中，うつ病，メタボリックシンドローム，2型糖尿病，骨折，CKDにおける死亡率などがある。

　肥満とビタミンD不足・欠乏との関連もよく知られている。また，COPD患者にはビタミンD不足・欠乏が高頻度にみられ，特に呼吸機能の低下した重症者に25（OH）D濃度低値が認められる。また，タンパク尿を伴うCKDは25（OH）D低下のリスクが高い。

　多くの生活習慣病が25（OH）D濃度低値と関連していることから，生活習慣病はビタミンD不足・欠乏の危険因子とみなすことができる。しかし，ビタミンD₃補充による介入は，上記の原疾患にほとんど有効ではなく，25（OH）D濃度低値は疾患自体もしくは疾患に関連する炎症などによる結果と考えられる。

　ビタミンD不足・欠乏でみられる骨関連事象は，くる病・骨軟化症を除くと，低骨密度および骨折リスク上昇への関与，骨粗鬆症治療薬に対する反応性の低下の2つである。骨粗鬆症治療でビタミンD充足が望まし

いことは，広く受け入れられている。

　生活習慣病合併骨粗鬆症に対するビタミンD補充効果は未検討であるが，生活習慣病患者にはビタミンD不足・欠乏が多く，ビタミンD不足・欠乏は骨粗鬆症治療に対する反応性を低下させる。したがって，骨折リスクが高い，あるいは骨粗鬆症治療の対象となる可能性のある生活習慣病患者では，血中25(OH)D濃度を測定し，少なくともビタミンD欠乏例に対しては治療に際して何らかのビタミンD製剤を投与することが望ましいと思われる。

╲今後の展望╱

- ●ビタミンDの関与の仕方は各疾患に特異的と考えられるため，今後は疾患別，アウトカム別のデータを積み重ねていく必要がある。

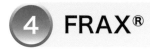 FRAX®

ポイント

● FRAX®には生活習慣因子として喫煙と飲酒が入っている。FRAX®は「あり」「なし」の選択であるため，「あり」の集団の平均骨折リスクが算出される。

● FRAX®を用いて2型糖尿病，CKD，COPDの骨折リスクを評価する場合，過小評価される可能性がある。

● 骨折リスク評価ツールは多数あるが，世界の多くの集団で評価されているのはFRAX®のみである。

　FRAX®は，大腿骨頚部骨密度（骨密度が得られない場合はBMI）と11の臨床危険因子を用いて将来10年間の骨折絶対リスクを算出するツールで，臨床危険因子は，年齢，性，身長，体重，既存骨折，親の大腿骨近位部骨折歴，ステロイド薬（糖質コルチコイド）使用，関節リウマチ，続発性骨粗鬆症であり，これに生活習慣因子として喫煙と飲酒が含まれる。

　飲酒と喫煙はFRAX®に含まれる危険因子の中で，骨折リスクに対する寄与は最も小さい。アルコール摂取と喫煙は容量依存性に骨折リスク上昇が認められるが，FRAX®は「あり」「なし」で入力するため「あり」の平均量のリスクが算出される。そのため平均量より多く飲酒する例では，実際のリスクはFRAX®値より高くなる。一方，喫煙量が増加すると寿命は短くなるので，骨折発生率と寿命から推計されているFRAX®値には影響が少ないと考えられる。

　FRAX®は，糖尿病，COPD，CKDそれぞれの患者の骨折リスクを予測するが，過小評価している可能性を考慮することが必要である。

　FRAX®以外にも骨折予測ツールは数多くある。2つ以上の研究で評価されているものは6つあり（表3-2），1回以上一般住民を対象にした集団で質の高い方法で評価されているのは，Garvan，FRAX®，QFractureの3つのみであった。なかでも世界の多くの集団で評価されているのはFRAX®のみである。

表 3-2　2つ以上の研究で妥当性が評価されている骨折リスク評価ツール

ツール	妥当性評価数	危険因子数	危険因子							
			年齢	性	体重or BMI	既存骨折	骨密度	家族歴	糖尿病	その他
FRAX® [1]	18*	11	○	○	○	○	○	○	続発性OS (1型のみ)	喫煙, 飲酒, 関節リウマチ, ステロイド
FRISC[2]	2	8	○	女性	○	○	○	—	続発性OS	閉経, 腰背痛, 認知症
Garvan[3]	4*	5	○	○	—	○	○	—	—	転倒
QFracture[4]	3*	18	○	○	○	—	—	○	2型	喫煙, 飲酒, 転倒, 喘息, 心血管疾患, 肝疾患, 関節リウマチ, 吸収不良胃腸疾患, 三環系抗うつ薬, ステロイドあるいはHRT, 内分泌疾患, 閉経症状
SOF[5]	2	14	○	女性	体重減少	○	○	○	—	高身長, 自己評価の健康状態, 身体的非活動性, ベンゾジアゼピン系薬使用, 抗けいれん薬使用, 脈拍80回/分以上, カフェイン, 椅子から立ち上がれない, 甲状腺機能亢進症既往
WHI[6]	2	11	○	女性	○	○	—	○	薬物治療をしている	高身長, 自己申告健康状態, 人種, 身体活動性, 喫煙, ステロイド, 55歳以降の骨折

OS：骨粗鬆症, HRT：ホルモン補充療法　*：1つ以上の質の高い方法で評価されている

Rubin KH, et al: J Bone Miner Res 28: 1701-17,2013 より抜粋。1) Osteoporos Int 18: 1033-46, 2007. 2) Bone 47: 1064-70, 2010. 3) Osteoporos Int 19: 1431-44, 2008. 4) BMJ 339: b4229, 2009 5) N Engl J Med 332: 767-73, 1995. 6) JAMA 298: 2389-98, 2007

今後の展望

- ●骨折予測ツールは危険因子を増やすと予測力は高まるが, 利便性は低下するため, そのバランスも重要である。
- ●現在, FRAX® のアップデートが進められている。
- ●骨折リスク評価ツールをいかに個別に対応させるかは今後の課題である。

薬　剤

ポイント

- ●生活習慣病治療薬の一部は骨折リスクを高めるという報告があるが，まだ十分に評価が定まっていないものもある。
- ●骨粗鬆症治療薬の一部は，生活習慣病に影響を及ぼす可能性がある。

　生活習慣病は慢性疾患であり，治療薬の骨代謝への長期間の影響を考慮する必要がある。抗糖尿病薬（表3-3）では，チアゾリジン薬，SGLT2阻害薬，インスリン，スルホニル尿素薬，グリニド薬による骨折リスク上昇の報告がある。

　降圧薬では，β遮断薬の骨折リスク低下の報告がある。ループ利尿薬は尿中カルシウム排泄を促進するが，骨折リスク上昇については明らかではない。サイアザイド系利尿薬は骨折抑制効果が認められている。アンジオテンシン変換酵素（ACE）阻害薬は長期間使用による骨量減少の報告はあるが，骨折リスクは上昇しないとの報告が多い。アンジオテンシン受容体拮抗薬（ARB）では骨折抑制が報告されている。α遮断薬，カルシウム拮抗薬では骨折発生への影響は報告されていない。

　脂質異常症治療薬のスタチンは骨形成を促進させ，骨吸収を抑制する可能性があるが，骨折予防効果は明らかではない。睡眠薬や抗うつ薬は骨折リスク上昇につながる。

　骨粗鬆症治療薬には生活習慣病に影響を与えるものがある。ビスホスホネート薬は末期腎不全患者で慎重投与あるいは禁忌となるが，糖尿病発症率の低下，血管石灰化の抑止，頚動脈内膜・中膜肥厚の緩和，末梢動脈脈波伝播速度の改善，心血管死の減少につながるとの報告もある。

　副甲状腺ホルモン薬は一過性の血圧低下を示すことがある。腎機能障害を有する例では高カルシウム血症，腎機能障害を呈することがある。また，一過性に糖代謝に悪影響を与える可能性もある。

　SERM（選択的エストロゲン受容体モジュレーター）では，脂質異常症の改善効果の報告がある。冠動脈疾患を有するまたはそのリスクが高い閉経後女性では，ラロキシフェン投与群で脳卒中による死亡率が高かったとの報告がある。

表 3-3　抗糖尿病薬と骨折リスク

薬　剤	骨への影響（可能性を含む）	骨折リスクへの報告
チアゾリジン薬	（−）骨芽細胞分化誘導抑制	骨折リスク上昇
インクレチン関連薬		
DPP-4阻害薬	（＋）GIPとGLPによる骨形成促進	骨折リスク増減なし
GLP-1アナログ	（＋）甲状腺C細胞によるカルシトニン分泌 （−）体重減少	骨折リスク低減の 報告あり
SGLT2阻害薬	（−）高カルシウム尿症・体重減少	一部の試験で 骨折リスク上昇
インスリン （およびそのアナログ）	（−）低血糖・合併症・転倒リスクなど間接 的作用	骨折リスク上昇
スルホニル尿素薬	低血糖による転倒リスク	骨折リスク上昇
グリニド薬	低血糖による転倒リスク	骨折リスク上昇
α-グルコシダーゼ 阻害薬	データなし	データなし
ビグアナイド薬	（＋）AMP活性化プロテインキナーゼの活 性化 （−）ビタミンB_{12}吸収障害	骨折リスク低減の 報告あり

DPP-4：dipeptidyl peptidase-4（ジペプチジルペプチダーゼ-4），GIP：glucose- dependent insulinotropic polypeptide（グルコース依存性インスリン分泌刺激ポリペプチド），GLP：glucagon-like peptide（グルカゴン様ペプチド），SGLT2：sodium glucose cotransporter 2（ナトリウム・グルコース共輸送体2），AMP：adenosine monophosphate（アデノシンーリン酸）

　活性型ビタミンD_3薬は，過剰投与によって高カルシウム血症，高カルシウム尿症とともに腎障害を誘導する可能性がある。ビタミンD欠乏状態を改善することで，耐糖能に良い影響を与える可能性が示されているが反論もある。また，1型糖尿病の膵機能維持に寄与するとの報告もあるが，2型糖尿病における効果についての定見はない。

　抗RANKL抗体薬デノスマブは強力な骨吸収抑制作用を示すが，糖尿病患者と前糖尿病状態の患者で耐糖能改善を示す有意な結果は認められなかったという報告がある。また，心血管イベントの発生率ならびに血管石灰化に対しても有意差を認めなかったという報告がある。

今後の展望

- 複数の疾患の合併患者における有害事象の評価は必ずしも容易ではなく，エビデンスの質もさまざまである。
- 薬剤の併用には生命予後も含めた全人的な評価を加える必要もあると考えられる。

6 画像・骨評価方法

> **ポイント**
>
> ● 生活習慣病関連骨粗鬆症においても，骨密度測定による骨強度の評価は有用である。
> ● 種々の画像・骨評価法が開発され，骨密度撮影画像から得られるTBSやHR-pQCTの臨床応用が進んでいる。

腰痛等の臨床症状がなくても 2 〜 4 cm の身長低下がある場合は，X 線撮影で椎体骨折を確認する必要がある。DXA による骨密度測定は，2 型糖尿病，CKD，COPD においても骨強度評価に有用である。ただし，2 型糖尿病の骨密度による骨強度評価は骨折リスクを過小評価しうることに留意する。また，骨密度と BMI は強い正相関を示すが，肥満症（高 BMI）では骨粗鬆症性骨折が増加し，骨密度による骨強度評価は困難である。

QCT は，骨密度測定では評価できない部位特異的な骨量喪失や骨形状に起因する骨折リスクを評価することが可能である。CKD では，大腿骨近位部の皮質骨量喪失例を DXA よりも QCT のほうが高頻度に検出する。

HSA は DXA による大腿骨頚部の二次元画像を元に三次元立体形状を仮想し，長幹骨の外径や皮質骨幅，座屈比を算出する方法である。2 型糖尿病患者は大腿骨頚部の外径が細く，大腿骨頭と転子部が接近するように頚部が頚部軸方向に圧潰（座屈）しやすい構造を有する。

高速波と低速波の 2 波の超音波を用いた QUS では，CKD 合併 2 型糖尿病患者において橈骨超遠位端の皮質骨厚の低下と椎体骨折に有意な関連が得られている。

そのほかに新たな画像・骨評価法が開発されており，骨密度撮影画像から得られる TBS や HR-pQCT の臨床応用が進んでいる。糖尿病患者は TBS が低値で，HbA1c と有意な負の相関がある。また，eGFR が 60 mL/分 /1.73 m^2 未満の CKD 患者では，低 TBS は骨密度と独立して骨折と関係する。COPD では，TBS は GOLD（Global Initiative for Obstructive Lung Disease）病期と有意に関連し，骨密度とは独立して椎体骨折と関連する

ことがわかっている。

　HR-pQCT では，これまで生検でしか得られなかった海綿骨微細構造や皮質骨内の微細構造指標を得ることが可能である。2型糖尿病の既存骨折例では，皮質骨の多孔化が存在し，推定骨強度が低下している。二次性副甲状腺機能亢進症が併存しない CKD のステージ2から4では，海綿骨骨量や骨梁数が減少し，CKD ステージ 5D（透析療法中）では皮質骨厚の減少や皮質骨骨密度の低下，皮質骨孔の増加が確認されている。

　今後期待される骨折リスク評価法には，微小圧痕（microindentation）法がある。これは，ヒトの脛骨に対して金属プローベを押し当て，打撃を加えて生じた微小な圧痕の深度を計測することにより，生体の皮質骨の材質特性を直接的に評価する手法で，糖尿病患者では非糖尿病患者よりも有意に深い圧痕を生じる。

　新たな骨強度診断法の多くは，骨密度とは独立した骨脆弱性評価が可能であることから，骨の構造劣化や材質劣化のような骨質低下に基づく骨脆弱性評価に適した診断法といえる。

今後の展望

- 2型糖尿病や肥満症のように骨密度では骨折リスクを過小評価しやすい疾患では，新たな評価法を活用して骨脆弱性の病態や骨質低下の機序を解明する必要がある。
- 簡便に骨脆弱性の情報を得られる骨評価法は，生活習慣病患者のADLや生命予後の低下を予防すると思われる。

栄養指導

> **ポイント**
> - バランスの良い食事と，疾患ごとのエネルギーや特定の栄養素摂取の制限が生活習慣病の栄養指導の基本となる。
> - 転倒・骨折リスク低下には，カルシウムやビタミンD，ビタミンK，B群ビタミン，ビタミンCなど多くの栄養素の摂取が必要である。

　生活習慣病の栄養指導は多岐にわたるが，バランスの良い食事と，必要であれば疾患ごとのエネルギーや特定の栄養素摂取の制限が基本となる。

　カルシウム摂取と骨折に関してはこれまで多くの報告がなされてきた。カルシウムは食事での摂取，サプリメントでの摂取どちらも骨折抑制効果は弱いとされる。カルシウム単独では骨折予防効果が期待できないが，カルシウムとビタミンDの補充は，カルシウムおよびビタミンD不足のリスクが高い人や骨粗鬆症治療を受けている人には有用とされている。

　ビタミンKでは，ビタミンK_2が閉経後骨粗鬆症例の椎体骨折予防に有効であることがわかっている。ビタミンCは，摂取量を増やすことが大腿骨と椎体の骨折リスクの低下，高骨密度の獲得につながることが示されている（表4-1）。

　ビタミンB_6，B_{12}，葉酸の補給は，多くの生活習慣病に関与すると考えられるホモシステインの血中濃度を低下させることにより，骨折リスクを低下させると考えられる。

　ナトリウム摂取量と骨粗鬆症のリスクの間には，正の相関関係が観察される（表4-1）。一方で，過度の減塩は特に高齢者の食欲低下につながり，フレイル・サルコペニア，転倒，骨折のリスクを高めることがあるため注意が必要である。

　転倒リスクと関係する栄養素は，タンパク質とビタミンDである。適切なタンパク質摂取は骨格筋量の維持に必要であり，CKDにおけるタン

表 4-1　骨折リスクに関係する栄養素とその効果

栄養素	効　果	文献
カルシウム	カルシウムおよびビタミンDの補充は, それらの不足の	1)
ビタミンD	リスクが高い例および骨粗鬆症治療中の患者に有用	
ビタミンK	ビタミンK$_2$が, 骨粗鬆症の閉経後女性の椎体骨折予防に有効	2)
B群ビタミン (ビタミンB$_6$・B$_{12}$, 葉酸)	ホモシステインの血中濃度を低下させることにより, 骨折リスクが低下する可能性がある	
ビタミンC	摂取量を増やすことは, 大腿骨および椎体の骨折リスクの低下, 高骨密度の獲得につながる	3)
ナトリウム	摂取量と骨粗鬆症のリスクの間に, 正の相関関係が観察されている	4)

1) Harvey NC, et al: Osteoporos Int 28: 447-62, 2017.　2) Huang ZB, et al: Osteoporos Int 26: 1175-86, 2015.　3) Malmir H, et al: Br J Nutr 119: 847-58, 2018.　4) Fatahi S, et al: J Am Coll Nutr 37: 522-32, 2018.

パク質制限では, サルコペニア・フレイルを助長する可能性もある。ビタミン D 補充は転倒リスクを低下させることがわかっている。

　生活習慣病の栄養指導では,「日本人の食事摂取基準」と各疾患のガイドライン等を参考にしてエネルギーや栄養素の量を調節し, 単独の栄養素ではなく, バランスのとれた栄養素摂取をすすめる。

今後の展望

● 今後はエネルギーや特定の栄養素の摂取制限だけではなく, 食事パターン (食品の組み合わせ) を考慮した栄養指導が必要であり, 骨折リスクもその中に組み込む必要があると考えられる。

2 運動療法

> **ポイント**
>
> ● 糖尿病・COPD・高血圧症における運動療法の有用性については多数報告があるが，骨折発生率に及ぼす影響については明らかではない。
> ● 糖尿病患者対象の高強度のレジスタンス運動，中〜強度の運動は，骨密度維持・上昇効果が報告されている。
> ● 高齢者の運動療法には骨密度維持・上昇効果，転倒予防効果があるため，骨折予防効果もあると思われる。
> ● 運動療法は安価で有害事象発生が低く，生活習慣病の骨折リスク低減のために推奨される治療法と考えられる。

　運動が生活習慣病における骨折リスクや骨密度に及ぼす影響については明らかではない。閉経後女性を対象にした運動による骨密度上昇効果については，腰椎骨密度，大腿骨転子部骨密度の上昇（**表4-2**）や，ジャンプやスキップなどの荷重運動での大腿骨頚部骨密度の上昇が確認されている。

　運動による骨折リスク抑制効果については，長期間にわたる背筋の増強訓練が椎体骨折の発生率を低減させたとする，小規模の前向き試験の報告がある。

　運動療法は時間と労力を要するため，骨粗鬆症患者に対する運動介入効果の検討は困難である。患者のADLや運動機能の幅が広いこと，運動介入方法が多彩であることで，メタ解析によってもその臨床効果が一定ではない。しかし，統計学的に有意ではないものの，対照群と比較した運動群での相対リスクは低値であり，骨粗鬆症に対する運動療法には骨折予防効果があると考えられる。

　高齢者に対する運動療法では多種類の運動が転倒予防に有効である。しかし，運動療法が生活習慣病における転倒リスクに及ぼす影響についての検討は少ない。

表4-2　運動の閉経後骨粗鬆症に対する骨折予防と治療効果

アウトカム	リスクの比較(95%CI)		効果比 (95%CI)	対象者数 (研究数)	エビデンスの質
	対照	運動			
骨折発生数	106/1000	67/1000 (27〜163%)	OR 0.61 (0.23〜1.64)	539 (4試験)	高い
腰椎骨密度	−4.38〜1.05%	0.85%高値 (0.62〜1.07%高値)		1441 (24試験)	高い
大腿骨頚部 骨密度	−3.19〜3.12%	0.08%低値 (1.08低値〜0.92%高値)		1338 (19試験)	低い
全大腿骨近 位部骨密度	−2.18〜2.61%	0.41%高値 (0.64低値〜1.45%高値)		863 (13試験)	高い
大腿骨転子 部骨密度	−1.62〜2.94%	1.03%高値 (0.56〜1.49%高値)		815 (10試験)	高い
有害事象 (転倒)	転倒:運動群で75件, 対照群で55件		解析なし	378 (3試験)	
その他の 有害事象	筋痛, 関節痛, 頭痛, 掻痒感: 運動群で60件, 対照群で5件		解析なし	907 (11試験)	

Howe TE, et al: Cochrane Database Syst Rev. CD000333, 2011 より引用改変
© 2011 The Cochrane Collaboration. Reprinted by permission from John Wiley & Sons, Ltd.

　生活習慣病の骨折リスク低減をエンドポイントとして，運動の効果を検討した研究はない。また，骨密度に対する効果の検討も少ないが，糖尿病患者を対象にした研究では高強度のレジスタンス運動や，中〜強度の有酸素運動，荷重運動などに，骨密度維持効果や上昇効果が観察されている。

　生活習慣病における骨折高リスク例では，骨粗鬆症患者に対する運動療法に準じて，有酸素運動，レジスタンス運動，バランス運動を組み合わせて実施するのが実際的と考えられる。実際の処方にあたっては各疾患やその重症度，合併症に応じた対応が必要である。

今後の展望

- 生活習慣病における運動療法の骨折リスク低減効果に関する研究は少なくエビデンスも十分ではないため，データの蓄積が必要である。
- 運動療法は「開始すること」が重要であると同時に，その「継続」が大きな課題であり，生活習慣病患者に運動習慣をつけて継続させるための研究が必要である。

3 **嗜好品**

> **ポイント**
> - 喫煙は骨密度を低下させ骨折リスクを高める。
> - 長期禁煙により骨折リスクは軽減することから，骨粗鬆症治療には禁煙指導が重要である。
> - アルコールの過剰摂取は骨折リスクを高めるため，至適量を超えないアルコール摂取を指導する。
> - カフェインや清涼飲料水の影響は確立されていないが，過剰摂取は避けることが望ましい。

喫煙

　喫煙による骨折リスク上昇の機序は明らかになっていないが，「現在の喫煙」は骨折危険因子であり，FRAX® にも組み込まれている。喫煙は骨密度低値に関与し，骨密度は喫煙量に依存して低値を示す。また，成長期の喫煙が最大骨量（peak bone mass）の低下に関与するという報告があり，喫煙には骨形成を抑制する作用があるものと考えられる。

アルコール

　FRAX® の骨折危険因子には「1 日 3 単位以上のアルコール摂取」が含まれている。1 単位は純アルコール 8 ～ 10 g に相当し，1 単位（約 10 g）のおおよその目安は，ビール中びん半分（250 mL），日本酒 0.5 合（80 mL），ウイスキーシングル 1 杯（30 mL），焼酎 50 mL，ワイン 1 杯弱（100 mL）である。

　過量のアルコール摂取は骨密度低値に関わるが，骨密度低下で予測される以上に骨折率は高く，アルコールによる骨質劣化への影響が示唆される。一方，少量のアルコール摂取は低骨折リスクと関連するという報告があり，少なくとも適量のアルコール摂取は骨折リスクを高めることはないと考えられる。

カフェイン

　コーヒーや紅茶などに含まれるカフェインが骨折リスクを高めるか否かについては結論が出ていない。コーヒーと骨折について多くの検討では骨折リスク上昇は認められていないが，女性での有意な骨折リスク上昇を示す報告もあり，カフェイン感受性に性差が存在する可能性がある。また，1日4杯以上のコーヒー摂取は大腿骨近位部骨折リスクを有意に上昇させたという報告がある。

　カフェインの利尿作用によりカルシウム排泄が促進されるため，過度のカフェイン摂取は骨代謝に悪影響を及ぼす可能性がある。しかし，適切な食生活に基づいた1日2～3杯のカフェイン含有飲料の摂取は骨折リスクには関わらないと考えられる。

清涼飲料水

　閉経後女性を対象とした米国の大規模疫学研究で，清涼飲料水の摂取量が多いほど大腿骨近位部骨折のリスクが高いという報告がある。しかし，清涼飲料水の摂取と骨折には関連がないという報告もあり，一致していない。骨密度についても，一部の清涼飲料水が低骨密度に関連するという報告があるが，不明な点が多い。

　しかし，清涼飲料水の過剰摂取は，肥満や糖尿病，虚血性心疾患などさまざまな慢性疾患のリスクを高めることが知られており，望ましくない。

今後の展望

- ●喫煙の骨密度・骨質への関与について，その機序を明らかにする必要がある。
- ●電子タバコの骨折リスクへの影響も重要な検討課題である。
- ●アルコール飲料は，各種類別に骨折リスクへの関与を明らかにすべきである。
- ●非アルコール飲料に含まれるカフェインや人工甘味料などの成分の骨折への関与についても，個別に解析しうる大規模な検討が望まれる。

薬剤管理

> **ポイント**
>
> ● 糖尿病・高血圧症・COPD・睡眠障害などの治療薬には，ポリ
> ファーマシーにより転倒や骨折リスクが高まるものがある。
> ● ポリファーマシーがあれば即減薬するのではなく，症例ごとに
> 病態と生活機能，生活環境，意思・嗜好などから総合的に判断
> して，必要のない薬を減らすことが重要である。

　外来患者で薬剤数と転倒発生を解析した研究では，5種類以上で転倒発生率が高いとの報告がある。生活習慣病患者では，複数の慢性疾患のために多くの内服薬を慢性的に使用していることが多く，一般にポリファーマシー状態が多いと推察される。また，ポリファーマシーが大腿骨近位部骨折のリスク上昇と関連するとの報告があり，生活習慣病関連骨粗鬆症患者では，大腿骨近位部骨折予防のためにも服薬管理が重要である。

　ポリファーマシーの対応としては，減薬による病状悪化もありえることから，症例ごとに病態と生活機能，生活環境，意思・嗜好などから総合的に判断することが重要である。

　骨粗鬆症治療薬も生活習慣病などの治療薬と同様に服薬アドヒアランスが悪く，服薬継続率および服薬率も低いことが問題となっている。高齢者における服薬率低下の原因は大きく分けて，①身体的要因（嚥下機能や認知機能の低下，副作用の苦痛），②社会的要因（家族と同居か一人暮らしか，福祉施設利用中か），③精神的要因（治療意欲の不足，服薬の必要性の無理解，薬への抵抗，医師への不信感）などである。解決策としては，①は治療薬を患者に合わせた投与法や剤形に切り替える，②は一人暮らしで生活支援サービスをあまり利用しない患者に注意する，③は患者との信頼関係の構築，などがある。

　服薬アドヒアランスを向上させるためには，広範囲の対策と組織的な啓発活動の取り組みも必要である（**表4-3**）。取り組みには医師や薬剤師だけでなく，患者の生活と医療・福祉に関わるすべての関係者を含めるべき

表 4-3　服薬アドヒアランスを高めるための工夫

薬剤数を少なくする	昇圧薬や胃薬など同薬効2〜3剤を使用している場合は，力価の強い1剤か合剤にまとめる
服用法の簡略化	ビスホスホネート薬の場合は，1日1回，週1回から，月1回（4週1回）または年1回の薬剤に切り替える
剤形の工夫	経口ゼリー剤など飲みやすい剤形を選択
注射剤の使用	自己注射剤以外*は医療施設での実施となるため服薬アドヒアランスは向上する
一包化調剤の指示	緩和剤や睡眠薬など，症状によって飲み分ける薬剤は別にする
お薬カレンダー，お薬ケースの使用，骨粗しょう症連携手帳の利用	
骨粗鬆症マネージャーによる骨粗鬆症リエゾンサービス(OLS)	多職種協働による患者支援 ※自己判断で薬の使用を中止しない

*イバンドロン酸（静注），アレンドロン酸（点滴静注），ゾレドロン酸（点滴静注），テリパラチド（週1回皮下投与），デノスマブ，ロモソズマブ

日本老年医学会 日本医療研究開発機構研究費・高齢者の薬物治療の安全性に関する研究研究班（編），高齢者の安全な薬物療法ガイドライン2015を参考に作成

である。実際に在宅や施設等で骨粗鬆症患者と接している，看護師・理学療法士・社会福祉士・介護福祉士や骨粗鬆症マネージャー間のパスを使った連携は非常に重要である。

　また，骨代謝マーカーも服薬アドヒアランス向上に有用である。骨代謝マーカーの測定値の変化を患者に提示することで，骨粗鬆症治療からの脱落を回避できる。

╲╲ 今後の展望 ╱╱

● ポリファーマシーを回避するためには，①服薬している薬物のエビデンスの妥当性，②対症療法の有効性，③薬物療法以外の手段，④処方薬の優先順位（個々の病態と生活機能，生活環境，意思・嗜好などを考慮して判断）に基づいて，各薬剤の必要性を再考することが勧められる。

薬物治療開始基準

ポイント

● 骨粗鬆症の薬物治療の目的は脆弱性骨折の予防であり，骨密度
　以外の要素も考慮して治療を開始する。
● 生活習慣病患者では骨密度の値以上に骨折リスクが高い可能
　性があり，臨床的危険因子がある場合には積極的な治療介入を
　検討する。
● 転倒などの骨外要因も重要であり，包括的な管理が必要である。

　わが国の『骨粗鬆症の予防と治療ガイドライン2015年版』（以下，ガイ
ドライン）にある原発性骨粗鬆症の薬物治療開始基準（巻末図A）は，低
骨量をきたす骨粗鬆症以外の疾患，または続発性骨粗鬆症に関する除外診
断と鑑別診断を行ったうえで適用される。

　実臨床では原発性骨粗鬆症に生活習慣病を合併した例と生活習慣病によ
る骨粗鬆症の例を明確に区別することは困難である。したがって，生活習
慣病患者では原発性骨粗鬆症の薬物治療開始基準を軸にしつつ，生活習慣
病による骨脆弱化の病態を考慮して診療を進めていく（図5-1）。

　原発性骨粗鬆症の診断基準（巻末表A）を満たさない場合でも，骨粗鬆
症患者と同じかそれ以上の骨折リスクを有する患者が存在するため，骨密
度と脆弱性骨折以外の臨床的骨折危険因子を考慮して薬物治療開始を判断
する。

　ガイドラインでは，試案として骨密度がYAMの70％より大きく80％未
満の糖尿病患者で，罹病歴が長い，HbA1c 7.5％以上，インスリン使用中
などの臨床的危険因子があれば積極的に薬物治療開始を考慮することが提
案された。

　糖尿病については，閉経後女性のチアゾリジン使用や喫煙，重症低血糖
が危惧される薬物使用，転倒リスク，サルコペニアが骨折リスクを高める
ことから，本診療ガイドでは骨折リスク評価指標として追加した（表2-1

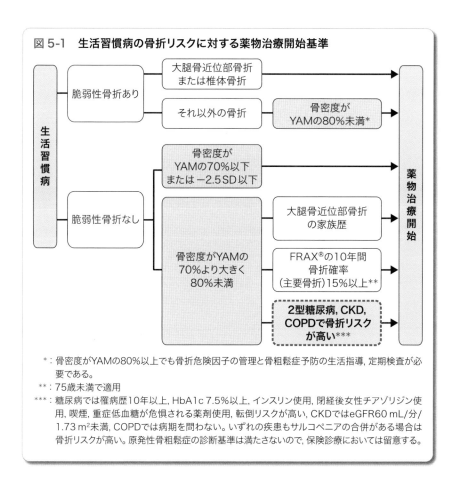

図5-1 生活習慣病の骨折リスクに対する薬物治療開始基準

* : 骨密度がYAMの80%以上でも骨折危険因子の管理と骨粗鬆症予防の生活指導, 定期検査が必要である.
** : 75歳未満で適用
*** : 糖尿病では罹病歴10年以上, HbA1c 7.5%以上, インスリン使用, 閉経後女性チアゾリジン使用, 喫煙, 重症低血糖が危惧される薬剤使用, 転倒リスクが高い, CKDではeGFR60 mL/分/1.73 m²未満, COPDでは病期を問わない. いずれの疾患もサルコペニアの合併がある場合は骨折リスクが高い. 原発性骨粗鬆症の診断基準は満たさないので, 保険診療においては留意する.

参照). 糖尿病患者では, 骨密度やFRAX®のみでは骨折リスクを過小評価する可能性があることを常に念頭に置く必要がある.

　糖尿病以外の生活習慣病でも骨折リスクに関連する報告が蓄積されている. CKDではeGFR 60 mL/分/1.73 m²未満, COPDでは病期を問わずに骨折リスクが高いこと, いずれの疾患もサルコペニアの合併がある場合は骨折リスクが高いことを考慮して薬物治療介入を検討する必要がある (図5-1).

　生活習慣病による骨折リスクに対する薬物治療開始を考慮するうえで, 脆弱性骨折は重要である. 生活習慣病関連骨脆弱性では骨質劣化型が多く, 性別を問わず病歴聴取に加えて, 円背・身長低下などの身体所見, 胸椎・

腰椎のX線撮影での評価が必要になる。

　生活習慣病患者に骨粗鬆症治療薬を開始する前には，まず生活習慣におけるリスク評価とそれに対する生活指導（禁煙，栄養指導，運動指導など）を行うことが推奨される。さらに生活習慣病の合併症に伴う転倒リスクを評価し，対策を行うことも必要である。また，併用薬確認と服薬アドヒアランスを高めるための処方の工夫や服薬指導も重要である。

╲┊ 今後の展望 ┊╱

- ●生活習慣病では転倒リスクなど骨以外のリスク評価が必須となるが，原発性骨粗鬆症の薬物治療開始基準に至らない段階の治療開始を判断する有効な指標はまだない。
- ●生活習慣病による骨折リスクに対する薬物治療開始ガイドラインを今後さらなる検討を重ねて構築していく必要がある。
- ●骨密度低下のない一次予防患者への薬物治療のエビデンスは乏しいのが現状であり，今後のさらなる検討が必須である。

薬物療法

> ポイント
>
> ● 生活習慣病における骨折リスク上昇の大きな要因は骨質（材質特性）低下である。
> ● 生活習慣病では各疾患のコントロールが基本で，骨吸収亢進・低骨密度（YAMの70％以下）の場合，骨吸収抑制薬をベースにするのが望ましい。
> ● 生活習慣病患者では，骨密度が骨量減少領域（YAMの70％より大きく80％未満）であっても骨質低下により骨折リスクが高まるため，併用も含めて骨質改善効果の期待できる骨粗鬆症治療薬使用が望ましい。

　生活習慣病では，骨密度の変化とは独立した機序による骨質の低下が指摘されている。生活習慣病患者の骨脆弱化に対する治療を考える際には，加齢や閉経による骨吸収亢進による骨微細構造の破綻，骨密度の低下に加えて，骨質劣化も併せて評価する必要がある。

　生活習慣病による骨質低下を評価する骨マトリックス関連マーカー（ホモシステイン，ペントシジン）測定は，研究段階であり保険適用はない。治療に際しては，骨リモデリング（新陳代謝）を適正に制御したうえで，骨質の低下をもたらす要因を取り除くことが必要である。

　骨粗鬆症治療薬は，少なからず骨密度や骨質を改善する作用を有している（表5-1）。しかし，現時点では糖尿病や動脈硬化症の患者に対する薬物の効果を骨生検により検証した報告はない。よって本項における骨粗鬆症治療薬が骨密度や骨質に及ぼす影響についての考察は動物実験の成績であり，以下に示す薬物の選択や併用については，提案という形になる。

SERM（選択的エストロゲン受容体モジュレーター）

　SERMには骨吸収抑制作用とは独立した骨の材質改善作用が存在する。SERMはエストロゲン様作用および抗酸化作用，血中ホモシステイン低下

作用により，骨コラーゲンの異常を改善することが示されている。糖尿病や高ホモシステイン血症を呈する閉経後女性に対する SERM の投与は，骨質の改善という観点からは有効と考えられる。一方，骨吸収の亢進により著しい骨密度の低下を生じている例に対しては，ビスホスホネート薬が良い適応と考えられる。

ビスホスホネート薬

　ビスホスホネート薬（BP）は，強力な骨リモデリング抑制効果を有し，骨吸収が亢進した状態にある例でより効果的である。臨床用量の BP 投与は，長期間にわたる過度のリモデリング抑制に注意を払えば，骨強度に対するプラスの効果（骨量の増加，石灰化度の増加）が，マイナスの効果（AGEs の増加，マイクロダメージの蓄積）を上回り，骨強度を高めると考えてよい。したがって，骨質低下を有する生活習慣病患者においても，骨吸収の亢進した低骨密度型の骨粗鬆症例に対しては BP の使用を考慮すべきである。

　なお，骨の材質劣化を伴う生活習慣病患者に対して BP を使用する場合には，活性型ビタミン D_3 薬との併用も考慮すべきである。

活性型ビタミン D_3 薬

　骨粗鬆症モデル動物への投与では，骨コラーゲン中の酵素依存性架橋の総数増加，椎体の海綿骨における骨形成促進作用（ミニモデリング），マイクロダメージの減少などが示されている。

副甲状腺ホルモン薬

　家兎骨粗鬆症モデルへの投与では，骨密度上昇，AGEs 形成抑制作用が示されている。また，テリパラチド投与は，糖尿病患者でも非患者と同等の骨密度上昇と骨折防止効果が示されたという報告がある。

抗 RANKL 抗体薬

　2018 年のわが国のデノスマブの市販後調査により，糖尿病患者にも非患者と同等の骨密度上昇効果があることが示された。

表 5-1　骨粗鬆症治療薬の骨密度，骨質への影響

薬	骨密度	骨質（構造特性）	骨質（材質特性）		おもな作用
			酵素依存性架橋	AGEs	
ビスホスホネート薬 [1,2]	↑	改善	未熟型＋成熟型＝総数 ↓＋↑＝→	→～↑	骨リモデリング抑制 微細構造改善 石灰化度上昇 架橋の成熟促進
抗RANKL抗体薬 デノスマブ	↑	改善	―		骨リモデリング抑制 微細構造改善 石灰化度上昇
SERM [3-5]	↑	改善	未熟型＋成熟型＝総数 ↑＋↑＝↑	↓	骨リモデリング抑制 エストロゲン様作用 抗酸化作用 架橋パターン正常化
活性型ビタミンD$_3$薬					
アルファカルシドール [6]	→	―	未熟型＋成熟型＝総数 ↑＋↑＝↑	―	骨芽細胞機能改善 酵素リジルオキシダーゼ活性改善
エルデカルシトール [7]	↑	改善	未熟型＋成熟型＝総数 ↑＋↑＝↑	↓	骨芽細胞機能改善 ミニモデリング
副甲状腺ホルモン薬					
遺伝子組換えテリパラチド（連日投与）[8]	↑	改善	―	↓	骨形成促進＞骨吸収亢進
テリパラチド酢酸塩（週1回投与）[9,10]	↑	改善	未熟型＋成熟型＝総数 ↑↑＋↑＝↑	↓	骨形成促進，骨吸収抑制
抗スクレロスチン抗体薬 ロモソズマブ	↑	改善			骨形成促進，骨吸収抑制 モデリング

―：エビデンスなし

1) Saito M, et al: Osteoporos Int 19: 1343-54, 2008. 2) Mashiba T, et al: Bone 97: 184-91, 2017. 3) Saito M, et al: Bone 81: 573-80, 2015. 4) Saito M, et al: Osteoporos Int 21: 655-66, 2010. 5) Kanazawa I, et al: Calcif Tissue Int 100: 286-97, 2017. 6) Saito M, et al: Bone 46: 1170-9, 2010. 7) Saito M, et al: Bone 73: 8-15, 2015. 8) Kimura M, et al: Osteoporos Int 28: 1109-19, 2017. 9) Saito M, et al: Osteoporos Int 22: 2373-83, 2011. 10) Yoshitake S, et al: Calcif Tissue Int 104: 402-10, 2019.

今後の展望

- 生活習慣病による骨質低下を評価するマーカー（尿中ペントシジンなど）の測定によって，生活習慣病関連骨粗鬆症の治療効率が改善することが望まれる。
- デノスマブ，ビタミンK$_2$は，骨コラーゲンの酵素性架橋やAGEsの変化，マイクロダメージについて投与実験（サルもしくは家兎）の報告がないため，今後の研究に期待したい。
- 骨形成促進作用と骨吸収抑制作用をもつロモソズマブ（抗スクレロスチン抗体薬）の，生活習慣病関連骨粗鬆症に対する有効性のエビデンス集積に期待したい。

骨粗鬆症リエゾンサービス

ポイント

● 骨粗鬆症リエゾンサービスは，骨粗鬆症に対する包括的な診療支援で，その目的は「初発の骨折を防ぎ，骨折の連鎖を断つ」ことにある。
● 栄養・運動・薬物治療に関する指導と支援は，生活習慣病全体に共通するものである。

　骨粗鬆症リエゾンサービス (OLS) とは，日本骨粗鬆症学会 (以下，学会) が策定した骨粗鬆症の啓発・予防・診断・治療に対する包括的診療支援システムである。その目的は，初発の骨折を防ぎ，骨折の連鎖を断つことにある。リエゾンとは「連絡係」と訳され，診療におけるコーディネーターの役割を意味する。

　OLS を進める担い手は学会認定医をはじめとした医師と，骨粗鬆症マネージャーである。骨粗鬆症マネージャーは学会が認定している資格で，医療に関わる国家資格を有する職種 (**表 5-2**) で，病院・診療所・介護サービス施設／事業所・薬局・臨床検査センター・自治体・保健所・教育機関などに所属し，実際に医療・保健・教育活動に従事する者とされている。その活動内容について，学会は簡易評価票「OLS-7」(**表 5-3**) を策定し，リスク評価・指導内容・データベース管理についての指針を示している。

　OLS 活動は，大きく 3 つに分けられる。第一は社会啓発活動，骨粗鬆症検診活動を中心とした地域・社会部門，第二はおもに外来・居宅患者を扱う診療所部門，第三は骨折急性期ならびに回復期治療を中心とした病院部門である。

　期待されるアウトカムは，地域・社会としては骨粗鬆症検診受診率の向上があげられる。診療所部門としては治療継続率の向上と骨折発生率の低下，定量的評価による QOL・ADL の向上が求められる。病院部門では，入院患者での骨折リスク評価率の向上と，外来・他施設との円滑な連携による在院日数の短縮ならびに逆紹介率の上昇が期待される。さらに，連携

表5-2　骨粗鬆症マネージャー資格要件

病院・診療所・介護サービス施設／事業所・薬局・臨床検査センター・自治体・保健所・教育機関などに所属して実際に医療・保健・教育活動に従事し、以下(1), (2)のいずれかに該当する者

(1)次のいずれかの国家資格を有する

　　保健師, 助産師, 看護師, 診療放射線技師, 臨床検査技師, 理学療法士, 作業療法士, 臨床工学技士, 言語聴覚士, 薬剤師, 管理栄養士, 社会福祉士, 介護福祉士, 精神保健福祉士, 視能訓練士

(2)日本骨粗鬆症学会の評議員で, 医師・歯科医師以外の者

表5-3　骨粗鬆症リエゾンサービス簡易評価票 (OLS-7)

評価項目	詳細版	簡易版	ミニマム版
1. 骨折リスク評価ツールでリスク評価されていますか？	FRAX®による定量的評価 FOSTA身長低下	身長・体重・年齢・既存骨折・家族歴(FRAX®の簡易型) FOSTA身長低下	FOSTA身長低下
2. 既存骨折と併存疾患は確認されていますか？	既存骨折・骨折部位・続発性骨粗鬆症の原疾患の確認	既存骨折・骨折部位・お薬手帳による他疾患治療状況の確認	既存骨折・骨折部位の確認
3. 栄養状態は評価されていますか？	管理栄養士による個人栄養指導もしくはNSTによる評価	メディカルスタッフにより食事摂取状況と栄養についての情報提供がされている	食事摂取ができているかの確認がされている
4. 運動・転倒リスクは評価されていますか？	運動機能の定量的評価(握力・片脚起立時間・TUGなどフレイルに関連するもの)やロコチェック・転倒歴が確認され, 指導されている	転倒リスクについて評価され, 運動療法についての指導もしくは情報提供がされている	過去1年間の転倒の有無が確認されている
5. 服薬状況は評価されていますか？	薬剤師による服薬管理・重複投与と経時的服薬状況の確認	残薬の確認・重複投与と経時的服薬状況の確認	服薬継続の有無が確認されている
6. QOL・ADLは評価されていますか？	JOQOL・SF36などの評価ツールで定量的に評価されている	メディカルスタッフによりQOL・ADLが評価されている	QOL・ADLについて問診している
7. 循環型の連携システムが考慮されていますか？	データベースを用いた循環型リエゾンサービスが経時的に行われている	循環型リエゾンサービスが経時的に行われている	OLSの対象患者としてリストが作成されている

FRAX®:WHO骨折リスク評価ツール, FOSTA:Female Osteoporosis Self-assessment Tool for Asia;アジア人女性のための骨折評価ツール, NST:Nutrition Support Team;栄養サポートチーム, TUG:Timed Up and Go test, JOQOL:Japanese osteoporosis quality of life questionnaire, SF36:Medical Outcomes Study 36-item Short-Form Health Survey

鈴木敦詞:日骨粗鬆症会誌 2: 21-6, 2016 より引用

機能の強化は，治療継続率の向上と再骨折率の低下につながることが期待される。

　高齢者は複数の疾患が併存している可能性が高く，単一の疾患にとらわれずに診療支援を行う必要がある。糖尿病をはじめとした生活習慣病も，多職種連携による診療支援が有効であり，骨粗鬆症を併存する場合は，同時に治療・指導を行うことが推奨されている。OLS による生活習慣病指導としては，OLS-7 で提案されている栄養，運動，薬物療法，QOL・ADLの評価があげられる。

　QOL・ADL 維持のためには，必要であれば訪問または通所による診療支援サービスも有用である。OLS での積極的な患者の情報共有と指導が期待される。

今後の展望

- OLS では，エビデンス構築，データベース作成・スケジュール管理の標準化など，わが国の医療情勢を踏まえたシステム構築が必要である。
- 日本骨粗鬆症学会主導による多施設共同研究（J-OLS 研究）など，より効率的・効果的な診療支援システムの構築の取り組みが展開されつつある。
- スタッフの育成は，学会の枠組みを超えた横断的なカリキュラムづくりも模索されている。

巻末図表

表A　原発性骨粗鬆症の診断基準（2012年度改訂版）

原発性骨粗鬆症の診断は、低骨量をきたす骨粗鬆症以外の疾患、または続発性骨粗鬆症の原因を認めないことを前提とし下記の診断基準を適用して行う。

I. 脆弱性骨折[#1]あり
1. 椎体骨折[#2]または大腿骨近位部骨折あり
2. その他の脆弱性骨折[#3]があり、骨密度[#4]がYAMの80%未満
II. 脆弱性骨折[#1]なし
骨密度[#4]がYAMの70%以下または−2.5SD以下

YAM：若年成人平均値（腰椎では20〜44歳、大腿骨近位部では20〜29歳）

#1：軽微な外力によって発生した非外傷性骨折。軽微な外力とは、立った姿勢からの転倒か、それ以下の外力をさす。

#2：形態椎体骨折のうち、3分の2は無症候性であることに留意するとともに、鑑別診断の観点からも脊椎X線像を確認することが望ましい。

#3：その他の脆弱性骨折：軽微な外力によって発生した非外傷性骨折で、骨折部位は肋骨、骨盤（恥骨、坐骨、仙骨を含む）、上腕骨近位部、橈骨遠位端、下腿骨。

#4：骨密度は原則として腰椎または大腿骨近位部骨密度とする。また、複数部位で測定した場合にはより低い%値またはSD値を採用することとする。腰椎においてはL1〜L4またはL2〜L4を基準値とする。ただし、高齢者において、脊椎変形などのために腰椎骨密度の測定が困難な場合には大腿骨近位部骨密度とする。大腿骨近位部骨密度には頚部またはtotal hip（total proximal femur）を用いる。これらの測定が困難な場合は橈骨、第二中手骨の骨密度とするが、この場合は%のみ使用する（『骨粗鬆症の予防と治療ガイドライン2015年版』巻末付表1の日本人における骨密度のカットオフ値参照）。

付記：骨量減少（骨減少）[low bone mass（osteopenia）]：骨密度が−2.5SDより大きく−1.0SD未満の場合を骨量減少とする。

（J Bone Miner Metab 31: 247-57, 2013. Osteoporosis Jpn 21: 9-21, 2013より引用）

図A　原発性骨粗鬆症の薬物治療開始基準

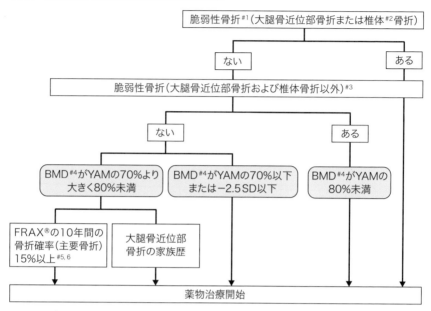

#1〜#4は表Aを参照。

#5：75歳未満で適用する。また，50歳代を中心とする世代においては，より低いカットオフ値を用いた場合でも，現行の診断基準に基づいて薬物治療が推奨される集団を部分的にしかカバーしないなどの限界も明らかになっている。

#6：この薬物治療開始基準は原発性骨粗鬆症に関するものであるため，FRAX®の項目のうち糖質コルチコイド，関節リウマチ，続発性骨粗鬆症にあてはまる者には適用されない。すなわち，これらの項目がすべて「なし」である症例に限って適用される。

(骨粗鬆症の予防と治療ガイドライン2015年版より引用)

表 B　骨代謝マーカーの腎機能に対する影響の有無

マーカー	略語	腎機能低下の影響
骨形成マーカー		
オステオカルシン	OC	＋
骨型アルカリホスファターゼ	BAP	－
インタクトⅠ型プロコラーゲン-N-プロペプチド	Intact P1NP	－
トータルⅠ型プロコラーゲン-N-プロペプチド	total P1NP	＋
骨吸収マーカー		
ピリジノリン	PYD	＋
デオキシピリジノリン	DPD	＋
Ⅰ型コラーゲン架橋N-テロペプチド	NTX	＋
Ⅰ型コラーゲン架橋C-テロペプチド	CTX	＋
酒石酸抵抗性酸ホスファターゼ-5b	TRACP-5b	－
骨マトリックス(基質)関連マーカー		
低カルボキシル化オステオカルシン	ucOC	＋
ペントシジン	—	＋
ホモシステイン	—	＋

腎機能低下：CKDステージ3以上，＋：影響を受けやすい，－：影響を受けにくい

(骨粗鬆症診療における骨代謝マーカーの適正使用ガイド2018年版より引用改変)

ダイジェスト版
生活習慣病骨折リスクに関する診療ガイド 2019年版

2020 年 5 月 15 日　第 1 版第 1 刷発行

編　　集　日本骨粗鬆症学会 生活習慣病における骨折リスク評価委員会
　　　　　委員長　杉本利嗣

発　　行　一般社団法人 日本骨粗鬆症学会
　　　　　[連絡先] 一般社団法人 日本骨粗鬆症学会 事務局
　　　　　〒 103-0024　東京都中央区日本橋小舟町 5-7
　　　　　電話 03-5645-8611　FAX 03-5645-8612

制作・販売　ライフサイエンス出版株式会社
　　　　　〒 105-0014　東京都港区芝 3-5-2
　　　　　電話 03-6275-1522　FAX 03-6275-1527

印刷・製本　タナカ印刷株式会社